Lymphographie und Tumordiagnostik

Lymphographie und Tumordiagnostik

von

Privatdozent Dr. med. W. A. Fuchs

Mit einem Geleitwort von

Professor Dr. med. A. Zuppinger

Mit 100 Abbildungen
in 141 Einzeldarstellungen

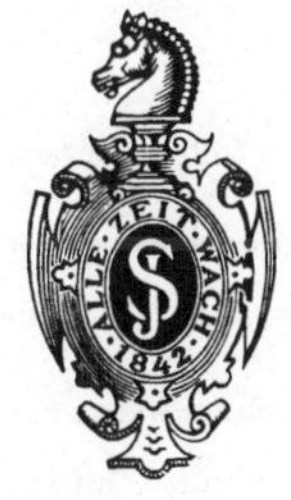

Springer-Verlag
Berlin · Heidelberg · New York
1965

Privatdozent Dr. med. WALTHER A. FUCHS, Oberarzt am Röntgeninstitut der Universität und des Inselspitals Bern (Schweiz) (Direktor: Prof. Dr. med. A. ZUPPINGER)

ISBN-13: 978-3-540-03297-7 e-ISBN-13: 978-3-642-87383-6
DOI: 10.1007/978-3-642-87383-6

Library of Congress Catalog Card Number 65 148 20

Titel-Nr. 1254

Meinen Eltern
in Dankbarkeit gewidmet

Geleitwort

Wer sich mit Biologie, Diagnostik und Therapie der malignen Tumoren befaßt, mußte es als schweren Mangel empfinden, daß unsere Aussagen über den Tumorbefall des Lymphsystems äußerst unsicher waren und eine objektive Methode mit breiter Anwendungsbasis fehlte. Es war bekannt, daß bei negativem palpatorischem Befund in einem erheblichen Bruchteil histologisch tumorbefallene Lymphknoten vorlagen, und man mußte sich bei zahlreichen Lymphknotengruppen, vor allem den abdominellen, bei der klinischen Untersuchung einer Aussage überhaupt enthalten. Vielfache Versuche, diese diagnostische Lücke auszufüllen, erwiesen sich bisher als ungenügend und waren nicht ungefährlich. Die Kontrastmitteldarstellung, als potentiell aufschlußreichste Methode, entsprach schon lange einem dringenden Bedürfnis. Aber erst die Sichtbarmachung der Lymphgefäße im Röntgenbild durch intralymphatische Injektion geeigneter Kontrastmittel ließ die Lymphographie zu einer brauchbaren Methode werden, die sich im Laufe kürzester Zeit an vielen Kliniken einführte. Jede neue Methode muß eine Entwicklungsphase durchlaufen. Diese abkürzen zu helfen, und allen denjenigen, die die neue Methode anwenden, die Anfangsversager zu ersparen, ist ein Hauptanliegen dieser Darstellung. Sehr ausführlich, ja fast pedantisch wird die Untersuchungstechnik dargestellt und, wie mir scheint, sehr wohl begründet, weil ein gutes diagnostisches Ergebnis noch mehr als bei andern radiologischen Verfahren eine ausgefeilte Untersuchungstechnik zur Voraussetzung hat. Auch die Gefährdung des Patienten läßt sich, bei Beachtung der hier beschriebenen möglichen, aber meist voraussehbaren Zwischenfälle, praktisch auf ein auch vielen anderen Routineverfahren inherentes Minimum reduzieren.

Voraussetzung für die Deutung ist die gute Kenntnis der bisher in Unterricht und Klinik stiefmütterlich behandelten Anatomie des Lymphsystems. Die auf die praktischen Erfordernisse zugeschnittene Beschreibung erlaubt auch die Grenzen des Verfahrens zu umschreiben. Die Analyse der bisherigen Ergebnisse zeigt, daß die Lymphographie vor allem topographisch-anatomischen Aufschluß erteilt, wobei es für die Kliniker, in erster Linie für Chirurgen und Strahlentherapeuten, wichtig zu wissen ist, ob die verschiedenen Stationen tumorfrei oder befallen sind. Zusätzlich zeigt es sich, daß lymphographisch bei einer Reihe von Tumorarten besondere Aspekte vorliegen, und diese Methode somit auch Beiträge zur Biologie der Tumoren zu geben vermag.

Das vorliegende Werk, das auf einem Tumormaterial von Lund (Schweden) und Bern von rund 250 Fällen basiert, zeigt kritisch, wie weit heute Aussagen möglich sind und wo noch Lücken vorliegen. Es ist zu hoffen, daß es nicht nur die Einführung der Methodik fördert und deren Leistungsfähigkeit zu steigern gestattet, sondern auch zur Verfeinerung und Bereicherung der Tumordiagnostik und Behandlung beiträgt.

Prof. A. Zuppinger

Vorwort

Die klinische Anwendung der Lymphographie ist erst seit der Entwicklung einer allgemein gültigen Untersuchungstechnik am Menschen durch KINMONTH im Jahre 1954 möglich. Anfänglich wurde die Lymphographie mit wasserlöslichen Kontrastmitteln durchgeführt und vor allem zur Abklärung unklarer Ödeme der Extremitäten vorgenommen. Mit der Zeit trat jedoch die lymphographische Tumordiagnostik als Hauptindikation immer deutlicher in den Vordergrund, besonders auch, weil die Untersuchungstechnik von SHEEHAN und Mitarbeiter und WALLACE und Mitarbeiter im Jahre 1961 durch Anwendung von öligen Kontrastmitteln zur intralymphatischen Injektion wesentlich verbessert werden konnte.

Die vorliegende Untersuchungsreihe von Lymphographien nahm auf Anregung meines verstorbenen lieben Freundes MANFREDI DEL BUONO nach Besuchen bei KINMONTH in London und COLLETTE in Liège im Jahre 1958 ihren Anfang. Zusammen mit DEL BUONO und RÜTTIMANN wurden zwischen 1958 und 1960 im röntgendiagnostischen Zentralinstitut der Universität Zürich unter Prof. H. R. SCHINZ die Grundlagen der Technik der Lymphographie ausgearbeitet und erste Erfahrungen gesammelt. Diese konnten während meines Aufenthaltes in Schweden am röntgendiagnostischen Zentralinstitut der Universitätsklinik in Lund in den Jahren 1960 bis 1962 zusammen mit GUN BÖÖK-HEDERSTRÖM mit großzügiger Unterstützung von Prof. OLLE OLSSON und Dozent GUNNAR GORTON vor allem anhand zahlreicher Untersuchungen bei Portiokarzinom wesentlich erweitert werden. Unsere anfängliche Zurückhaltung in der Anwendung von öligen Kontrastmitteln war damals wegen des Auftretens von Komplikationen bei einigen Patienten begründet. Bald wurde jedoch bei sämtlichen Lymphographien Ölkontrastmittel verwendet. Seit dem Sommer 1962 sind denn auch am zentralen Röntgeninstitut der Universität und des Inselspitals Bern zahlreiche lymphographische Untersuchungen bei Tumorpatienten durchgeführt worden. Dabei konnte ich auf die tatkräftige Unterstützung und den wertvollen Rat von Prof. A. ZUPPINGER sowie auf die Mithilfe meines Kollegen S. BRUN DEL RE zählen. Allen Genannten möchte ich für ihre wertvolle Mithilfe an dieser Stelle herzlich danken. Ein nicht geringes Wort des Dankes gehört auch allen übrigen Kollegen und dem Röntgenpersonal in Lund und Bern.

Prof. H. COTTIER, Vorsteher des pathologischen Instituts der Universität Bern, und seinem Oberarzt Dr. B. ROOS verdanke ich besonders gerne die kritische Durchsicht der Abschnitte über pathologische Anatomie und die histologische Untersuchung der Operations- und Sektionspräparate.

Für die wertvolle praktische Mithilfe von Sr. OLGA WAMPFLER und Sr. MATHILDE ROTH möchte ich an dieser Stelle ebenfalls bestens danken.

Für die hervorragende photographische Arbeit von Fräulein M. MEIER, die für die bildliche Darstellung der Röntgenbefunde unerläßlich ist, möchte ich herzlich danken. Auch dem Photographen Herrn F. GROB bin ich für seine Mitarbeit dankbar. Den Zeichnern Fräulein Y. VUILLEMIER, Herrn P. SCHNEIDER und M. HESS danke ich für ihren großen Beitrag.

Schließlich möchte ich dem Springer-Verlag und seinen Mitarbeitern für die großzügige und einwandfreie Ausstattung des Buches meinen besten Dank aussprechen.

Bern, im August 1964

WALTHER A. FUCHS

Inhaltsverzeichnis

A. Einleitung

Karzinommetastasen und primär-maligne Neoplasien der Lymphknoten im kleinen Becken und Retroperitoneum sind der klinischen Untersuchung sehr schwer zugänglich. Bis vor kurzer Zeit konnte mit Hilfe der radiologischen Untersuchungstechnik eine nur ungenaue Beurteilung der retroperitonealen Lymphknotentumoren gegeben werden. Urographie und Kontrastmitteluntersuchungen des Magens, Dünndarms und Dickdarms lassen lediglich weit fortgeschrittene raumfordernde Prozesse im Retroperitoneum erfassen. Auch das Retropneumoperitoneum in Verbindung mit der Tomographie leistet hier einen unvollständigen und bescheidenen diagnostischen Beitrag. Die angiographischen Untersuchungen, vor allem die Beckenphlebographie und Cavographie besitzen wegen der engen topographisch-anatomischen Beziehung von Lymphgefäß- und Venensystem ein wesentlich höheres diagnostisches Auflösungsvermögen.

Alle diese genannten röntgendiagnostischen Techniken sind jedoch indirekte Untersuchungsmethoden und bleiben deshalb der direkten lymphographischen Darstellung der Lymphgefäße und der Lymphknoten im kleinen Becken und Retroperitoneum eindeutig unterlegen. Nur die Verbindung der Cavographie mit der Lymphographie kann aus Gründen der topographischen Anatomie zusätzliche diagnostische Information vermitteln. Die Lymphographie der pelvinen und retroperitonealen Lymphknoten ist deshalb von großer praktischer Bedeutung.

Zwar können auch Lymphknoten der Axilla durch Kontrastmittelinjektion in Lymphgefäßen der oberen Extremität und zervikale und supraklavikuläre Lymphknoten durch die zervikale Lymphographie röntgenologisch sichtbar gemacht werden, doch sind diese Lymphknotenstationen durch die Palpation meistens leicht zu beurteilen. Aus diesen Gründen befaßt sich die vorliegende Arbeit deshalb ausschließlich mit der lymphographischen Tumordiagnostik der Lymphgefäße und Lymphknoten im kleinen Becken und Retroperitoneum und stützt sich dabei auf technisch einwandfreie Lymphographien bei rund 250 Patienten* mit malignen Tumoren.

Die kritische Bearbeitung der persönlichen Ergebnisse und der in letzter Zeit sprunghaft zunehmenden Mitteilungen anderer Autoren, soll einen vorläufigen und zusammenfassenden Überblick über die diagnostischen Möglichkeiten der Lymphographie in der Beurteilung maligner Tumoren vermitteln. Untersuchungstechnik und normale Röntgenanatomie kommen als unentbehrliche Grundlagen für eine einwandfreie Röntgendiagnostik ausführlich zur Darstellung. Besonderes Gewicht ist auf die Besprechung der Häufigkeit und Aetiologie von Komplikationen gelegt. Möglichkeiten und Grenzen der lymphographischen Diagnose von Karzinommetastasen werden für jede Organlokalisation des Primärtumors einzeln diskutiert und die gemeinsamen diagnostischen Merkmale gesamthaft herausgearbeitet. Im weiteren erhält der diagnostische Wert der Lymphographie in der Erkennung und Beurteilung primär-maligner Lymphknotentumoren und insbesondere auf die Schwierigkeiten ihrer differentialdiagnostischen Unterscheidung eine besondere

* Bis zur endgültigen Drucklegung der vorliegenden Arbeit im August 1964 hat sich die Zahl der lymphographierten Tumorpatienten auf über 300 erhöht.

Beachtung. Auch die klinischen Indikationen zur Lymphographie kommen insbesondere im Hinblick auf die Behandlung maligner Tumoren eingehend zur Besprechung. Ein Hauptzweck der vorliegenden Monographie liegt darin, das Interesse an der Lymphographie, dieser wichtigen röntgendiagnostischen Untersuchungsmethode zu fördern, die kritische Diskussion zum Thema zu beleben und vor allem den Anstoß zu weiteren Fortschritten in der Lymphographie und damit in der Röntgendiagnostik zu geben.

B. Historischer Überblick

Obschon die Entdeckung des Lymphgefäßsystems eigentlich auf das 17. Jahrhundert zurückgeht, waren die Lymphgefäße schon im Altertum bekannt. Hippokrates sprach von „weißem Blut“ und Aristoteles bezeichnete sie als Gebilde mit ungefärbter Flüssigkeit. Die Alexandrinische Schule sprach von Ductus lactei bei Mensch und Tier. Während der folgenden Jahrhunderte waren anatomische Studien an Tieren und Menschen aus religiösen Gründen verboten, so daß diese Erkenntnisse während fast zweitausend Jahren in Vergessenheit gerieten. Die Renaissance beseitigte diese religiösen Hindernisse und gestattete experimentelle Untersuchungen auf den verschiedensten Gebieten der Wissenschaft. Caspar Ascelius aus der zu Beginn des 17. Jahrhunderts berühmten Mailänder Schule beobachtete die vergessenen Lymphgefäße bei der Vivisektion eines wohlgenährten Hundes im Mesenterium als weiße Stränge, aus denen sich eine milchige Flüssigkeit entleerte. 1651 beschrieb Becquet aus Montpellier die Chylusgefäße und gleichzeitig mit dem Holländer van Horn (1652) den Ductus cysticus und die Cisterna chyli. Eingehendere Kenntnisse über das Lymphgefäßsystem verdanken wir vor allem Thomas Bartolinus und Olof Rudbeck, die nahezu gleichzeitig über ihre Untersuchungen berichteten.

Der Däne Bartolinus gab denn auch den Lymphgefäßen ihren heutigen Namen „Vasa lymphatica“. Rudbeck aus der schwedischen Universitätsstadt Uppsala entdeckte 1650 bis 1651 die Verbindung der Chylusgefäße mit dem Ductus thoracicus und wies dessen Einmündung in die großen Venen nach. Seine 1653 veröffentlichte Monographie über das Lymphgefäßsystem ist auch heute noch erstaunlich zutreffend. In dieser Arbeit werden erstmals die Klappen der Lymphgefäße beschrieben. Auch wird der Meinung Ausdruck gegeben, daß durch Verschluß der Lymphgefäße Aszites und Ödeme entstehen können. Die Royal Society in London akzeptierte jedoch erst 1751 Rudbecks Beschreibungen des Lymphgefäßsystems als einer speziellen Art der Zirkulation, die streng von derjenigen des Blutes getrennt werden muß. Im Jahr 1692 wurde von Anton Nugg die Quecksilberinjektionsmethode zur Darstellung der Lymphgefäße angegeben, die es gestattete, die Lymphgefäße in ihrem anatomischen Zusammenhang zu untersuchen. Erst dadurch war es im 18. Jahrhundert möglich, die topographische Anatomie der Lymphgefäße in allen Teilen des menschlichen Körpers aufzuklären. Die von Mascagni 1787 und Cruishank 1789 angefertigten Lymphgefäßfüllungen sind in ihrer Art auch heute noch unübertroffen. Da die von Nugg angegebene Quecksilbertechnik schwierig und zeitraubend ist, suchten zahlreiche Forscher nach einfacheren Darstellungsmethoden. 1896 konnte Gerota eine kombinierte Farbstoff-Quecksilbermethode an der Leiche beschreiben, die nach mehrfacher Modifizierung allgemeine Anwendung fand. Diese Technik schuf die Voraussetzung für die zusammenfassenden Monographien von Barthels (1909) und Jossiffow (1930) über das Lymphgefäßsystem des Menschen, die noch bis heute volle Gültigkeit haben. Aber auch diese Methode war, wie bisher alle anderen, nur für Untersuchungen an der Leiche geeignet.

Nach der Entdeckung der Röntgenstrahlen erfolgten Versuche zur röntgenologischen Darstellung des Lymphgefäßsystems. Anfänglich wurden zur Beurteilung der Röntgenanatomie Untersuchungen an Leichen vorgenommen, später Tierversuche zum Studium der Physiologie des Lymphgefäßsystems. Kontrastmittel wurde subkutan, intraartikulär, intraperiotneal, intrapleural und intraperikardial injiziert. Dabei kamen eine große Zahl von Kontrastmitteln, wie Schwermetallsalze, Jodide, wasserlösliche Kontrastmittel, ionisiertes Öl und kolloidale Lösungen, zur Anwendung. Die subkutane Injektion von Thorotrast zeigte vorerst die besten Resultate (Teneff und Stoppani, Saito), weil dieses Kontrastmittel von den Lymphgefäßen fast selektiv aus dem subkutanen Bindegewebe aufgenommen wird. Beim 4. Internationalen Röntgenkongreß in Zürich, 1934, gab Carvalho einen Überblick über die bis dahin erreichten Ergebnisse auf dem Gebiet der Lymphographie und diskutierte den Wert der Methode für die Tumordiagnostik. Lymphographische Untersuchungen mit Thorotrast wurden damals auch beim Menschen vorgenommen (Defrise, 1929, Carvalho et al., 1931, Saito, 1933, Capua, 1934). Bald konnte jedoch dieses Kontrastmittel wegen seiner Radioaktivität beim Menschen nicht mehr verwendet werden. Damit nahm das Interesse an Röntgenuntersuchungen des Lymphgefäßsystems plötzlich ab. Immerhin publizierte Servelle 1944 eine Mitteilung über zwei Patienten mit Lymphangiomen der unteren Extremität, bei denen er durch Injektion von Thorotrast dilatierte Lymphgefäße röntgenologisch darstellen konnte.

Am 25. März 1954 beschrieb der englische Chirurg Kinmonth in einer Hunter-Vorlesung des Royal College of Surgeons of England seine klassische Methode der Lymphographie. Diese Technik basiert auf der Beobachtung von McMaster (1932), daß gewisse Vitalfarbstoffe nach subkutaner Injektion größtenteils von den Lymphgefäßen aufgenommen werden. Damit lassen sich die Lymphgefäße fast selektiv anfärben, werden für das Auge direkt sichtbar und können chirurgisch freigelegt werden. Die anschließende Kontrastmittelinjektion ermöglicht die röntgenologische Darstellung von Lymphgefäßen und Lymphknoten. Die Entwicklung dieser Untersuchungstechnik durch Kinmonth bedeutet den entscheidenden Schritt und macht die Lymphographie für den klinischen und experimentellen Gebrauch allgemein verwendbar. Die meisten lymphographischen Untersuchungen wurden vorerst mit wasserlöslichem Kontrastmittel zur Abklärung von Lymphödemen vorgenommen. Erste Publikationen über pathologische Lymphknotenveränderungen im Lymphogramm mit wasserlöslichen Kontrastmitteln erschienen von Collette (1957, 1958), Kaindl et al. (1958), Pellegrini et al. (1958), Fuchs et al. (1959), Leenhardt und Colin (1959) und Malamos et al. (1959). Tjernberg (1956, 1959, 1962) und Fischer und Zimmermann (1959) führten klassische tierexperimentelle Untersuchungen über die Möglichkeiten der lymphographischen Tumordiagnostik mit verschiedenen Kontrastmitteln durch.

Die Anwendung öliger Kontrastmittel brachte einen weiteren wichtigen Fortschritt in der Lymphographie. Die ersten Publikationen stammen von Bruun und Engeset (1956), Prokopek und Kolihová (1958) sowie von Zheutlin und Shanbrom (1958). Diese Autoren injizierten das Kontrastmittel direkt in pathologisch veränderte Lymphknoten. Erst einige Zeit später verwendeten Prokopek und Kolihová (1959), Sheehan et al. (1961) und Wallace et al. (1961) das ölige Kontrastmittel zur direkten Injektion in die Lymphgefäße. Seither sind zahlreiche Publikationen über die Tumordiagnostik durch Lymphographie erschienen, die in der vorliegenden Arbeit mit den eigenen Beobachtungen verglichen, beurteilt und kritisch analysiert werden.

C. Untersuchungstechnik

Die heute allgemein angewandte lymphographische Untersuchungstechnik entspricht im wesentlichen der von KINMONTH (1952, 1955) ausgearbeiteten Methode, bei der die Lymphgefäße durch subkutane Injektion eines Vitalfarbstoffes für das Auge sichtbar gemacht werden. Eine perkutane Punktion der Lymphgefäße ist wegen ihres sehr kleinen Kalibers technisch normalerweise nicht möglich. Hautinzision und sorgfältige Präparation sind für eine erfolgreiche Punktion der Lymphgefäße unumgänglich. Die retrograde Kontrastmittelfüllung des Lymphsystems unter Überwindung der Klappen z. B. im Ductus thoracicus ist aus anatomischen Gründen nicht möglich. Ein Kontrastmittel, das subkutan injiziert oder peroral verabreicht beim Menschen durch die Lymphgefäße selektiv aufgenommen wird, konnte bis heute nicht gefunden werden. Auf Grund dieser Tatsachen gelingt nur die radiologische Darstellung derjenigen Lymphgefäße und Lymphknoten, die von den Extremitäten her zum Ductus thoracicus und Venenwinkel führen. Die Lymphographie innerer Organe steht damit bis heute außerhalb jeder Anwendungsmöglichkeit.

Unter *direkter Lymphographie* versteht man die Kontrastmittelinjektion in Lymphgefäße, Lymphknoten oder seltener Lymphzysten. Bei der *indirekten Lymphographie,* welche beim Menschen bis heute nicht anwendbar ist, erfolgt die Verabreichung des Kontrastmittels außerhalb des Lymphsystems, subkutan, intramuskulär, intraartikulär, in seröse Höhlen, in Organparenchym oder peroral. *Lymphangiogramm* bedeutet Darstellung der Lymphgefäße, *Lymphadenogramm* Darstellung der Lymphknoten. *Lymphogramm* umfaßt beide Begriffe.

1. Instrumentarium

Vorgängig der Untersuchung werden die zur Freilegung und Punktion der Lymphgefäße benötigten Instrumente auf einem sterilen und einem unsterilen Instrumententisch bereitgestellt.

Instrumententisch „unsteril" mit:

Benzin zum Einfetten der Haut im Bereiche der Farbstoffinjektion und Hautinzision
Hautdesinfektionsmittel (Desogen, Spiritus dilutus 70%)
Patent-Blau-Violett, 2%ige Lösung (Ampullen zu 2 ml)
Procain hydrochlor. 2% ohne Adrenalin
Injektionsspritze mit Rekordansatz und Nadeln zum Aufziehen des Procain
Kontrastmittel (Lipiodol Ultrafluid, Ampullen zu 5 ml)
Seidenfaden 000 und 00
Polybactrin-Spray (enthaltend Neomycin, Polymycin, Bacitracin)
Dermaplast, Gazebinden, Schere, Rasiermesser
Stirnvergrößerungsglas

Instrumententisch „steril" mit:

1 Glasschale mit Desogen
1 Glasschale mit physiologischer Kochsalzlösung
1 Glasschale mit Procain hydrochlor. solut. 2%, ohne Adrenalin zur Lokalanästhesie
1 5-ml-Rekordspritze mit Injektionsnadeln zum Aufziehen des Procains und Injektionsnadeln zur Lokalanästhesie
1 Skalpell

2 gebogene Kocherklemmen
1 gebogene feine Schere
1 feine anatomische Pinzette
1 feine chirurgische Pinzette
1 grobe chirurgische Pinzette
2 Tuchklemmen
je 2 Lymphographie-Troiquart-Spezialnadeln 40/100 mm und 55/100 mm
Seidenfaden (000) zum Anheben des Lymphgefäßes und zur Fixation desselben an der Nadel
Seidenfaden (00) zum Vernähen der Haut
2 10-ccm-Glasspritzen mit Luer-Look-Ansatz
2 dicke Nadeln mit Luer-Look-Ansatz zum Aufziehen des Kontrastmittels
2 Polyäthylenschläuche (PE 250) 30 cm lang mit Luer-Look-Ansätzen
Nahthalter und Nadeln zur Wundversorgung
Sterile Tücher, Lochtücher, Kompressen, Tupfer, 2 Paar sterile Handschuhe.

Weiter werden eine Operationslampe zur guten Beleuchtung des Arbeitsfeldes und eine automatische Spritze, die eine langsame, gleichmäßige Injektion des öligen Kontrastmittels erlaubt, benötigt. Die von uns verwendete automatische Injektionsspritze (Injektomat)* nach Rüttimann und del Buono (1962) besteht im wesentlichen aus drei Teilen: Antrieb, Überträger und Spritzenhalter. Der Antrieb erfolgt durch einen Elektromotor, der mit einer Friktionskuppelung versehen ist, die bei einem Druck von etwa 2 kg/cm² zu wirken beginnt und eine weitere Injektion erst gestattet, wenn der Druck wieder unter 2 kg/cm² abfällt. Die Druckbewegung geht von der Antriebsspindel über eine Querkuppelung auf die Spritzenübertragung. Durch die Länge der Antriebsspindel ist die Druckwirkung auf 2 Std. begrenzt. In die Ansätze des Spritzenhalters können ein bis drei Spritzen aller Standardspritztypen von 10 bis 20 ml eingelegt werden. Der Injektionsdruck beträgt ungefähr 0,2 bis 0,6 kg/cm². Durch diese Anordnung werden Zwischenfälle durch zu hohen Druck mit Perforation der Gefäße und Anstoßen der Nadel an der Gefäßwand vermieden. Ferner hat dieses System den Vorteil, daß sich die Menge des injizierten Kontrastmittels dem jeweiligen Druck in den Lymphgefäßen anpaßt. Die Temperatur des Kontrastmittels wird durch eine Wärmevorrichtung, die unter dem Spritzenhalter eingebaut ist, konstant auf 37° C gehalten.

Nach der Untersuchung werden die mit dem öligen Kontrastmittel in Berührung gekommenen Instrumente mit Äther geputzt und 24 Std. in Äther eingelegt. Anschließend werden sie wie alle übrigen Instrumente des „sterilen" Instrumententisches in der Trockensterilisation sterilisiert.

2. Vorbereitung der Patienten

Eine besondere Vorbereitung der Patienten ist normalerweise nicht notwendig. Sedative Medikamente (Luminal, Largactil) kommen nur in Ausnahmefällen für sehr ängstliche Patienten und Kinder in Frage. Bei Kleinkindern erfolgt die Untersuchung nach starker Sedierung oder in Allgemeinnarkose, wobei Hände und Füße mit Hilfe von Sandsäcken fixiert werden. Der Patient soll vor der Lymphographie eine leichte, fettarme Mahlzeit einnehmen, damit er während der zwei bis drei Stunden dauernden Untersuchung nicht Hunger leidet. Ferner ist es möglich, daß der Patient am Tage nach der Untersuchung wegen Appetitlosigkeit und Brechreiz keine Nahrung zu sich nehmen kann. Wesentlich ist die bequeme Lage-

* Firma Mathys & Sohn, Zürich, Gerbergasse 5.

rung des Patienten auf dem gut gepolsterten Untersuchungs- oder Röntgentisch. Freilegung der Lymphgefäße und Kontrastmittelinjektion lassen sich in jedem Raum durchführen. Ein Röntgenlaboratorium muß dafür nicht in Anspruch genommen werden. Röntgenkontrollbilder können auf einem gewöhnlichen Untersuchungstisch mit einem fahrbaren Röntgenapparat aufgenommen werden. Die vorgängig der Untersuchung durchzuführende Aufklärung des Patienten über den relativ schmerzlosen Untersuchungsgang ist unbedingt notwendig und wirkt meistens sehr beruhigend. Während der relativ langen Liegezeit von ungefähr zweieinhalb Stunden kann sich der Patient am besten mit geeigneter Lektüre unterhalten. Im weiteren müssen Patient und zuweisende Stelle darauf aufmerksam gemacht werden, daß nach der Untersuchung für ein bis zwei Tage eine ganz leichte Blaufärbung der Haut, vor allem im Gesicht, auftreten kann, daß der Urin während dieser Zeit blau ist und die Blaufärbung der Haut an der Stelle der Farbstoffinjektion ein bis zwei Wochen sichtbar bleibt.

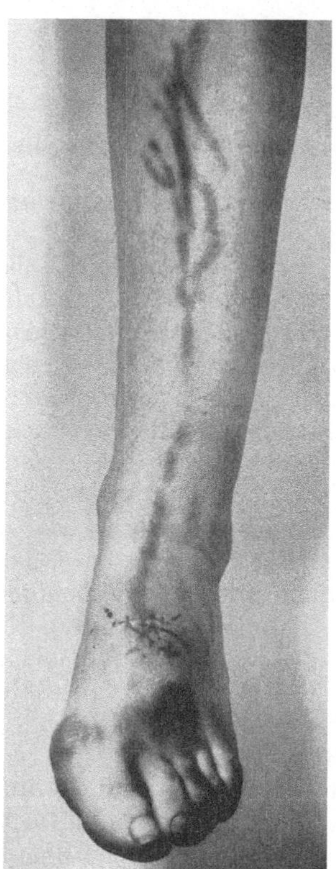

Abb. 1. Blaufärbung des medialen subkutanen Lymphgefäßstranges der Vena saphena magna-Gruppe nach subkutaner Injektion von Patent-Blau-Violett 2%

3. Vitalfärbung der Lymphgefäße

Die Anfärbung der Lymphgefäße erfolgt durch intrakutane oder subkutane Injektion von Vitalfarbstoff. Nach gründlicher Reinigung der Interdigitalfalten mit Benzin, Desogen und Alkohol werden 2 ml einer 2%igen Patent-Blau-Violettlösung, die mit 2 ml Procain 2% zu einer 1%igen Lösung verdünnt wurden, in die erste und vierte Interdigitalfalte eines oder beider Füße injiziert (Abb. 2a). Die alleinige Injektion in die erste Interdigitalfalte ist nicht zu empfehlen, da das von hier ausgehende mediale subkutane Lymphgefäßbündel der Vena saphena magna-Gruppe manchmal nur schwach angefärbt wird. Andererseits füllt sich das von der vierten Interdigitalfalte ausgehende laterale Gefäßbündel der Vena saphena magna-Gruppe oft sehr gut mit Farbstoff. Größere und konzentriertere Mengen von Farbstoff sind nicht zu empfehlen, da sie zu lokalen Nekrosen führen können und die Haut des ganzen Körpers zudem sehr stark blau färben. Die von uns verwendeten geringen Mengen von Patent-Blau-Violett bewirken nur eine kaum sichtbare bläuliche Verfärbung der Haut. An der Injektionsstelle des Farbstoffes tritt eine intensive fleckförmige Blaufärbung der Haut auf, die nach einigen Wochen wieder verschwindet. Die Ausscheidung des Farbstoffes erfolgt durch die Nieren und den Darm.

Die Lymphgefäße nehmen den Vitalfarbstoff fast selektiv aus der Kutis und dem subkutanen Fettgewebe auf. Einige Minuten nach der Injektion werden sie in der Regel als feine, grünblaue Streifen durch die Haut des Fußrückens sichtbar (Abb. 1). Dieser Vorgang läßt sich beschleunigen, wenn durch aktive oder passive Bewegung der Füße Lymphzirkulation und Resorption des Farbstoffes verbessert werden.

4. Präparation und Punktion der Lymphgefäße

Präparation und Punktion der Lymphgefäße erfolgen am besten unter Anwendung einer zweifach vergrößernden Stirnlupe. Normalerweise wartet man ab, bis die subkutanen Lymphgefäße durch die Haut als feine, blaue Streifen deutlich sichtbar sind. Damit kann die Hautinzision gezielt direkt über einem Lymphgefäß erfolgen. Die Präparation kann aber auch unmittelbar an die Farbstoffinjektion angeschlossen werden, weil die Lymphgefäße den Farbstoff schon innerhalb einiger Sekunden aufnehmen. Nach Entfernung der Haare und sorgfältiger Säuberung der Haut mit Benzin, Desogen und Alkohol, wird der Fuß mit sterilen Tüchern abgedeckt, wobei das Lochtuch mit seiner Öffnung längs des Fußrückens liegen soll. Dadurch bleibt der ganze Fußrücken im Bereich der Inzisionsstelle frei, was die Punktion der Lymphgefäße wesentlich erleichtert. Die Haut des Dorsum pedis wird nach Lokalanästhesie auf Höhe der Mittelfußknochen über den blaugefärbten subkutanen Lymphgefäßen auf einer Breite von 1–2 cm quer durchtrennt (Abb. 2a). Eine Längsinzision ist weniger günstig, weil sie in der Regel nur ein bis zwei Lymphgefäße erfaßt, währenddem bei Querinzision mehrere Gefäße frei präpariert werden können. Die Kutis wird mit einer chirurgischen Pinzette angehoben und das subkutane Bindegewebe mit einer Klemme stumpf gespreizt. Die subkutanen Lymphgefäße sind nun als grünblaue, fadendünne Streifen im subkutanen Fettgewebe sichtbar. Mit einer gebogenen Klemme werden sie herausgehoben und das anhängende Fettgewebe und fibröse Lymphgefäßscheide mit einer feinen Pinzette abgezupft (Abb. 2b). Das zur Punktion vorbereitete Lymphgefäß muß auf einer Länge von mindestens 1 cm bis auf die Adventitia vollständig freigelegt sein. Eine gute Präparation ist außerordentlich wichtig, damit bei der Punktion die Nadel nicht durch das perilymphatische Bindegewebe ausweicht. Am oberen Rand der Hautinzision wird nun das Lymphgefäß mit einem vorgeknüpften feinen Seidenfaden angeschlungen und leicht angehoben (Abb. 2c). Durch Massage des Fußrückens distal der Fadenschlinge entsteht eine lokale Lymphstauung und damit eine Erweiterung des Lymphgefäßes. Zur Punktion wird das Lymphgefäß mit einer von der linken Hand gehaltenen gebogenen Klemme gehoben und leicht angespannt (Abb. 2d). Dann wird mit der rechten Hand die Spitze der Punktionsnadel genau über der Kante der gebogenen Klemme an das Lymphgefäß gelegt und unter leicht rotierenden Bewegungen in das Gefäßlumen eingeführt (Abb. 2e). Zur Punktion normaler Lymphgefäße verwenden wir die von Rüttimann und Del Buono (1962) entwickelte Spezialnadel* mit dem Kaliber 55/100 mm. Für feine Lymphgefäße eignen sich Nadeln vom Kaliber 40/100 oder 35/100 mm (Abb. 3a). Die Anwendung noch dünnerer Nadeln kommt wegen des viskösen, öligen Kontrastmittels kaum in Frage. Diese nach dem Troiquartprinzip konstruierten Spezialnadeln bestehen aus einem ungefähr 2,5 cm langen, an ihrer Spitze konisch zugespitzten Mandrain und einer 2 mm kürzeren Nadel mit einem stumpfen, sich konisch verschmälernden Vorderende (Abb. 3b). Das stumpfe Nadelvorderende ist dem Mandrain eng angepaßt, doch bleibt immer eine kleine Stufe zwischen Nadel und vorstehendem Mandrain bestehen. Bei der Gefäßpunktion muß diese Stufe unter leichten Drehbewegungen in das Lymphgefäß eingeführt werden. Liegt der Mandrain und ein kleiner Teil des stumpfen Nadelvorderendes im Lymphgefäß, so wird die gebogene Klemme für einen kurzen Augenblick weggelegt, die Nadel mit der linken Hand gefaßt und der Mandrain mit der rechten Hand herausgezogen, ohne daß sich dabei das stumpfe Nadelende innerhalb des Lymphgefäßes verschieben darf (Abb. 2f). Darauf wird die gebogene Klemme mit der linken Hand erneut gefaßt, die Injektionsnadel mit der rechten

* Firma Mathys & Sohn, Zürich 1, Gerbergasse 5.

Hand gehalten und das Lymphgefäß noch einmal angespannt. Die stumpfe, im Lymphgefäß liegende Nadel wird nun mit der rechten Hand unter vorsichtig

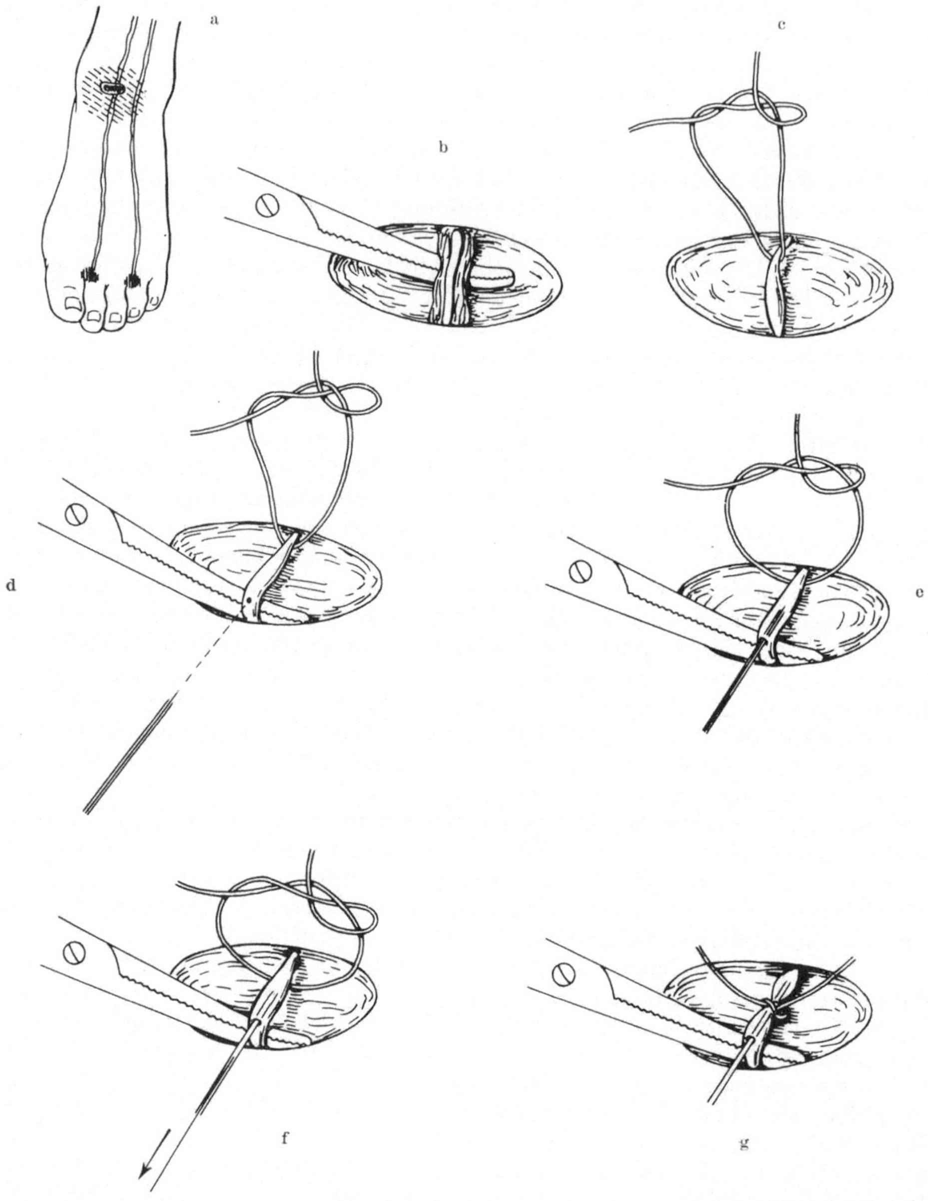

Abb. 2 a–g. *Schematische Darstellung der Lymphographie-Untersuchungstechnik.* a Interdigitale Farbstoffinjektion. Lokalanästhesie. Querinzision auf dem Fußrücken. b Herausheben des Lymphgefäßes mit anhängendem Fettgewebe. c Anschlingen und Anheben des freipräparierten Lymphgefäßes. Lokale Gefäßerweiterung distal der Fadenschlinge. d Anspannen des Lymphgefäßes mit Spezialnadel mit der gebogenen Klemme. e Funktion des Lymphgefäßes mit Spezialnadel auf der Kante der gebogenen Klemme. f Entfernen des Nadelmandrains. g Vorschieben der stumpfen Nadel bis in die Fadenschlinge und Knüpfen eines einfachen Knotens über dem aufgerauhten Nadelende

rotierenden Bewegungen weiter vorgeschoben, bis ihr Vorderende in die Fadenschlinge zu liegen kommt (Abb. 2g). Die Nadel weist an ihrem Vorderende eine ungefähr 2 mm lange Aufrauhung der Außenfläche auf. Dadurch bleibt sie an der Innenwand des Lymphgefäßes haften und gleitet nicht aus dem Gefäßlumen heraus. Nun wird die Injektionsnadel vorsichtig auf den freien Fußrücken gelegt, die Klemme unter dem Lymphgefäß hervorgezogen und der vorgeknüpfte Faden

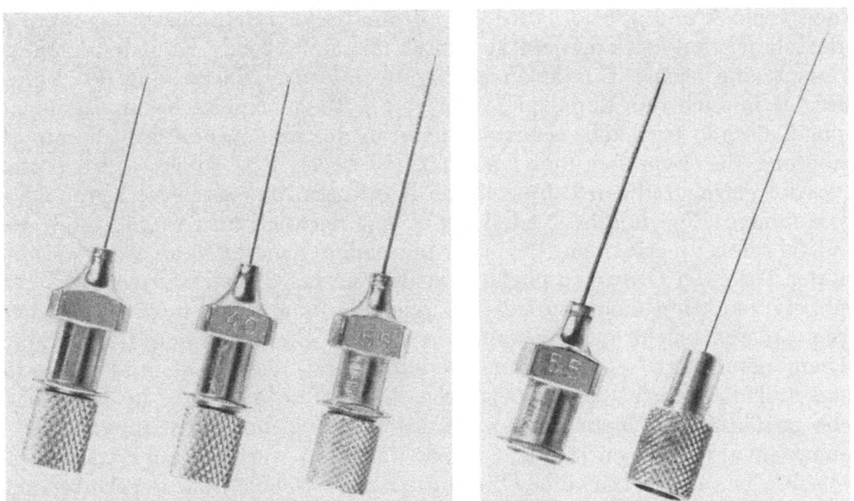

Abb. 3a u. b. *Spezialnadeln für die Lymphographie* nach DEL BUONO und RÜTTIMANN. a 35/100, 40/100, 55/100 Punktionsnadeln. b 1. Mandrain zugespitzt, 2. Stumpfe Nadel mit Aufrauhung an der Spitze

auf Höhe der aufgerauhten Nadelstelle angezogen (Abb. 2g). Dadurch ist die Punktionsnadel im Lymphgefäß fixiert und ihr Herausgleiten kaum mehr möglich. Immerhin muß streng darauf geachtet werden, daß die Nadel nicht seitlich am Fußrücken abrutscht. Anschließend verbindet man die Nadel über einen Luer-Look-Verschluß mit einem kontrastmittelgefüllten, weichen, ca. 30 cm langen

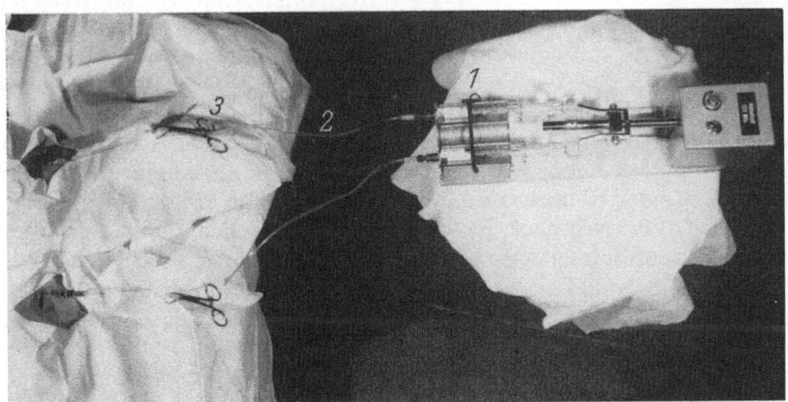

Abb. 4. *Untersuchungsanordnung zur Kontrastmittelinjektion.* 1 Injektionsspritze 2 Polyäthylenschläuche 3 Tuchklemmen

Polyäthylenkatheter (PE 205), der durch einen Luer-Look-Ansatz mit der Injektionsspritze in Verbindung steht (Abb. 4). Der Polyäthylenkatheter wird auf Zehenhöhe mit einer Tuchklammer an den sterilen Tüchern befestigt. Die Anwendung von Heftpflastern zur Fixation der Nadel ist bei dieser Technik nicht nötig. Steife Polyäthylenschläuche sollten nicht benützt werden, da sie eine Zugwirkung auf die Punktionsnadel ausüben und damit die Gefahr der Wandperforation und des Herausgleitens der Nadel aus dem Lymphgefäß besteht. Bei der beschriebenen technischen Anordnung kommt es auch bei unruhigen Patienten außerordentlich selten vor, daß die Nadel aus dem Lymphgefäß herausrutscht oder die Gefäßwand perforiert.

Nach geglückter Punktion wird die automatische Injektionsspritze zur Kontrastmittelinjektion in Gang gesetzt. Durch das einfließende Kontrastmittel entsteht rasch eine leichte Dilatation und gelblich-glasige Verfärbung des Lymphgefäßes im Bereich der Nadelspitze. Liegt die Nadel regelrecht im Lumen des Lymphgefäßes, so tritt kein Kontrastmittel in das umgebende Gewebe aus. Bei Behinderung der Lymphzirkulation kann es wegen des erhöhten intravasalen Druckes zur geringgradigen Diffusion von Kontrastmittel durch die Lymphgefäßwand kommen. Eine falsche Nadellage ist am reichlich hervorquellenden Kontrastmittel sofort zu erkennen. Bei stark blutenden Wunden kann Kontrastmittel wegen der Form der Öltropfen leicht vom Blut unterschieden werden. Gelingt die Lymphgefäßpunktion nicht, so soll zur Wiederholung, wenn möglich, ein neues Lymphgefäß aufgesucht und freipräpariert werden. Das schon punktierte Lymphgefäß neigt nämlich zu Gefäßspasmus und kann durch Massage nicht mehr dilatiert werden, weil die gefärbte Lymphe durch die Perforationsstelle ins umgebende Gewebe ausläuft. Bei mehrmaliger Punktion des gleichen Lymphgefäßes soll immer proximal der ersten Punktionsstelle punktiert werden, weil das Kontrastmittel sonst aus der prximalen Öffnung austritt. Sobald sich der Untersucher überzeugt hat, daß das Kontrastmittel unbehindert in die Lymphgefäße einfließt, werden die Inzisionsstellen auf beiden Fußrücken mit sterilen Kompressen, der sterile Instrumententisch mit einem sterilen Tuch abgedeckt. Der Patient bleibt für die 90 bis 120 Minuten dauernde Kontrastmittelinjektion allein im Untersuchungsraum, doch wird er in regelmäßigen Abständen vom Pflegepersonal überwacht und kontrolliert. Nach Beendigung der Kontrastmittelinjektion werden die Nadeln sorgfältig aus den Lymphgefäßen herausgezogen und die einfach geknüpften Haltefäden vorsichtig entfernt. Dabei soll darauf geachtet werden, daß die Lymphgefäße nicht zerreißen. Die Ligatur der punktierten Lymphgefäße ist nicht notwendig. Nach sorgfältiger Wundreinigung mit Desogen erfolgt eine erneute Lokalanästhesie. Die Inzisionsstelle wird anschließend mit Polybactrin bespritzt und mit zahlreichen gutsitzenden Haltenähten verschlossen. Nach nochmaligem Bespritzen mit Polybactrin wird die Wunde mit einem großen Schnellverband bedeckt und der Fuß mit einer Gazebinde eingebunden. Der Patient wird nun in liegender Stellung auf einem Wagen in den Röntgenuntersuchungsraum gebracht. Nach Beendigung der Röntgenaufnahmen wird er aufgefordert, mit einer Begleitperson auf direktem Weg nach Hause zu fahren und sich zu Bett zu legen. Der Patient wird darauf aufmerksam gemacht, daß ein kleiner Fieberschub auftreten kann, der mit Salicylaten behandelt wird. Zur Kontrollaufnahme kann der Patient am nächsten Tag, je nach Allgemeinbefinden, allein oder mit einer Begleitperson erscheinen.

Wird einige Zeit nach der ersten Lymphographie eine zweite von der gleichen Extremität aus durchgeführt, so erfolgt die Farbstoffinjektion in sämtliche Interdigitalfalten. Auf diese Weise wird die Zahl der sichtbaren Lymphgefäße größer und das Kontrastmittel kann in von der ersten Untersuchung nicht berührte Lymphgefäße injiziert werden. Die Hautinzision geschieht dabei in der Regel proximal oder lateral von der vorangegangenen.

Bei Verwendung wasserlöslicher Kontrastmittel ist die lymphographische Untersuchungstechnik grundsätzlich gleich. Die Kontrastmittelinjektion erfolgt hier jedoch rasch und mit großem Druck, wobei 20 bis 30 ml wasserlösliches Kontrastmittel (Urografin 76%, Biligrafin forte) innerhalb von 5 bis 10 Minuten mit einer Druckspritze injiziert werden. Wegen der raschen, innerhalb 5 bis 10 Minuten auftretenden Diffusion der wasserlöslichen Kontrastmittel durch die Lymphgefäßwand, müssen die Röntgenaufnahmen während der Kontrastmittelinjektion als Bildserie in Intervallen von 30 sec aufgenommen werden. Auf diese Weise erhält man ein gutes Füllungsbild der inguinalen und iliakalen Lymphknoten. Die rasche Diffusion und Resorption des wasserlöslichen Kontrastmittels gestattet aber keine Darstellung der Speicherphase. Die Lymphographie mit wasserlöslichem Kontrastmittel ist etwas schmerzhaft, weil es durch den hohen Druck der Kontrastmittelinjektion zu einer plötzlichen Erweiterung der Lymphgefäße kommt. Ferner bleibt das durch die Lymphgefäßwand hindurch diffundierte Kontrastmittel im perivaskulären Bindegewebe liegen und führt entlang des injizierten Lymphgefäßtrakts zu einer Schmerzreaktion.

Die hier beschriebene Technik der Lymphographie wird, abgesehen von kleinen individuellen Abweichungen, von den meisten Untersuchergruppen gleich durchgeführt. Dabei verwenden jedoch fast alle anderen Autoren gewöhnliche Nadeln ohne Troiquartprinzip. Die Punktion der Lymphgefäße mit einem Polyäthylenkatheter (Tjernberg, 1963) oder die Befestigung der Punktionsnadel mit Gefäßklammern (Arvay und Picard, 1963) sind der hier beschriebenen Punktionstechnik nicht überlegen. Die Kontrastmittelinjektion mit von Hand oder durch Gewichtsbelastung betriebenen Injektionsspritzen erlaubt kein gleichmäßiges, dosiertes Einfließen des Kontrastmittels in die Lymphgefäße und ist deshalb nicht zu empfehlen. Der hier beschriebene Injektomat und andere motorische Injektionsspritzen, wie beispielsweise diejenigen von Clementz und Olin (1961) gestatten eine viel genauere Kontrolle des Injektionsdruckes und der Injektionsgeschwindigkeit und sind damit allen anderen einfacheren Systemen vorzuziehen.

5. Röntgenaufnahmetechnik

Röntgenbilder der unteren Extremitäten werden in der Regel nur bei sekundärem Lymphödem durch Tumorinfiltration aufgenommen. Bei den meisten Patienten führen wir nach Abschluß der Kontrastmittelinjektion routinemäßig folgende Röntgenaufnahmen durch: a-p Aufnahme des kleinen Beckens mit Leistengegend (Format 30/40 cm quer), a-p Aufnahme des Abdomens (Format 30/40 cm hoch), je eine um 30° nach links und rechts gehobene Aufnahme des Abdomens und kleinen Beckens (Format 30/40 cm hoch). In gewissen Fällen seitliche Aufnahme des Abdomens (Format 30/40 cm hoch). Zur Darstellung des Ductus thoracicus: Thoraxaufnahmen p-a und seitlich (Format 30/40 cm hoch). In besonderen Fällen sind halbschräge Spezialaufnahmen zur Darstellung der iliakalen Lymphgefäße und Lymphknoten nötig.

24 Stunden nach der Kontrastmittelinjektion erfolgt die zweite identische Aufnahmeserie ohne Thoraxaufnahmen zur Darstellung der Speicherphase. Für die Beurteilung des Lungenparenchyms wird zusätzlich eine p-a Thoraxaufnahme mit normaler Thoraxaufnahmetechnik durchgeführt. Für die Röntgenaufnahmen des kleinen Beckens und Abdomens kommt eine Spannung von 80 kV zur Anwendung. Die Röntgenaufnahmen sind dann richtig exponiert, wenn die Innenstruktur der Lymphknoten gut beurteilt werden kann. Mit niedrigen kV-Werten durchgeführte kontrastreiche Röntgenaufnahmen sind für die Lymphographie nicht brauchbar. Die Durchleuchtung mit Bildverstärker und Television läßt den Grad der Kontrastmittelfüllung der Lymphgefäße und Lymphknoten sowie des Ductus thoracicus gut bestimmen. Die Physiologie des Ductus thoracicus und der Lymphzirkulation kann durch die Röntgenkinematographie festgehalten werden.

D. Vitalfarbstoffe

Zur Anfärbung der Lymphgefäße bei der Lymphographie hat sich der Farbstoff *Patent-Blau-Violett* (Gurr Ltd. London; Laboratoires Guerbet St.-Ouen, Paris; Bayer Leverkusen) wegen seiner großen Diffusionstendenz bei unseren Untersuchungen am besten bewährt. Patent-Blau-Violett ist das wasserlösliche Calciumsalz des Diäthyl-N-1-Amino-2-Sulfonat-4-Sulfonyl-5,3-Hydroxydiäthyl-N-Fuchsonimin und hat ein Molekulargewicht von 1158. Zur Lymphographie wird es von uns in einer 1%igen Lösung verwendet. Die sog. isotonische Konzentration von 11% ist zu hoch, da meistens eine Kristallisation des Farbstoffes eintritt. Zudem konnten wir bei Anwendung der 11%igen Farbstofflösungen Nekrosen des subkutanen Fettgewebes beobachten. Die Toxizität von Patent-Blau-Violett ist gering, 5 bis 500 mg pro Kilogramm Körpergewicht führen bei Mäusen zu keinen pathologischen Veränderungen (Kinmonth, 1952). Nach sub- oder intrakutaner Injektion kommt es nach ungefähr 30 sec zur Blaufärbung der subkutanen Lymphgefäße. Dabei wird der größte Teil der Zeit für das Eindringen des Farbstoffes in die Lymphgefäße und nicht für den Weitertransport benötigt. Im Lymphgefäß geht der Farbstoff eine dissozible Verbindung mit den Eiweißen der Lymphe ein. Patent-Blau-Violett wird nicht allein von den Lymphgefäßen aufgenommen, denn auch die kleinen Venen färben sich nach einiger Zeit blau und sind dann nicht mehr gut von den Lymphgefäßen zu unterscheiden. Der Farbstoff zirkuliert im Blutkreislauf und führt zu einer leichten Blaufärbung der Haut und der Schleimhäute, die bei den von uns angewandten Farbstoffkonzentrationen allerdings fast nicht sichtbar ist. Die Ausscheidung des Patent-Blau-Violett aus dem Körper erfolgt durch Leber und Nieren.

Evans-Blau (Geigy-Blau) mit einem Molekulargewicht von 960 wird wegen seiner geringen Diffusionstendenz schlechter von den Lymphgefäßen aufgenommen als Patent-Blau-Violett. Zudem ist die Verfärbung der Haut im Bereich der Injektionsstelle sehr intensiv und hält lange an. Ferner kommt es zu einer recht starken Blaufärbung der Haut und der Schleimhäute.

Prontosil rubrum ist wegen seiner roten Farbe zur Darstellung der Lymphgefäße nicht günstig, weil sie nur schlecht von den Blutgefäßen unterschieden werden können.

Methylenblau, India Ink, Pontamine Sky Blue, Direct Sky Blue und *Alphazurine* sind weitere Vitalfarbstoffe, die nach intrakutaner oder subkutaner Injektion zu einer Anfärbung der subkutanen Lymphgefäße führen und damit für die Lymphographie verwendet werden können.

E. Kontrastmittel

Die Lymphographien der Jahre 1958 bis 1961 wurden mit wasserlöslichen Kontrastmitteln ausgeführt. Seit dem Jahre 1961 verwenden wir ausschließlich ölige Kontrastmittel.

1. Ölige Kontrastmittel

Als öliges Kontrastmittel wird von allen Untersuchungsgruppen fast ausschließlich Lipiodol Ultrafluid (Guerbet), das mit dem in den USA verwendeten Etiodol identisch ist, benützt. In seltenen Fällen kam bei unseren Untersuchungen das ähnliche Neo-Hydriol-Fluid (May and Baker) zur Anwendung.

Lipiodol Ultrafluid enthält 38% Jod, seine Dichte beträgt bei 15° C 1,28, seine Viskosität bei 15° C 0,6 pois. 1 ml Lipiodol Ultrafluid enthält 480 mg Jod. Lipiodol

Ultrafluid ist ein Mohnöl, das durch eine vollständige Veresterung der Fettsäuren mit Äthylalkohol besonders dünnflüssig gemacht wurde, und hat chemisch folgende Zusammensetzung:

$$CH_3-\underset{\substack{(7\\(8}}{(CH_2)}-CHJ-\underset{\substack{(8\\(7}}{(CH_2)}COOC_2H_5$$

Nach GUERBET (1964) beträgt die DL 50 für Lipiodol Untrafluid bei peroraler Gabe mehr als 25 ml pro Kilogramm Körpergewicht und bei intravenöser Injektion 2 ml pro Kilogramm Körpergewicht. Lipiodol Ultrafluid ist in geschlossener und vor Licht geschützter Ampulle stabil. Nur in Gegenwart von Luftsauerstoff wird das Jod progressiv frei, wobei das ölige Kontrastmittel immer dunkler in der Farbe wird. Angebrochene oder alte Kontrastmittelampullen dürfen deshalb unter keinen Umständen verwendet werden.

Prüfung des Patienten auf Überempfindlichkeit: Kontrastmittelallergie und Jodismus müssen klar voneinander unterschieden werden. Während bei wasserlöslichen Kontrastmitteln die Allergie meistens auf die Trägersubstanz gerichtet ist, wird sie bei öligen Kontrastmitteln durch das Jod hervorgerufen. Als Überempfindlichkeitstest kann man am Tage vor der Untersuchung 5 ml Kaliumjodid oder 1 ml Lipiodol Ultrafluid peroral verabreichen, da beide Substanzen durch die Darmschleimhaut resorbiert werden.

Dosierung: Zur Darstellung der iliakalen und aortalen Lymphknoten werden ungefähr $^1/_3$ ml Kontrastmittel pro Kilogramm Körpergewicht injiziert. Mehr als 0,5 ml pro Kilogramm Körpergewicht sollen nicht verabreicht werden. Bei einer erwachsenen Frau verwenden wir zweimal 8 ml Kontrastmittel, bei einem erwachsenen Mann zweimal 10 ml Kontrastmittel. Für Kinder genügt eine Menge von zweimal 2–5 ml Kontrastmittel. Patienten mit großer Körperlänge benötigen mehr Kontrastmittel, da die Länge der Lymphgefäße und damit der Abstand zum Ductus thoracicus größer ist als bei kleinen Patienten. Im allgemeinen soll bei der Bestimmung der Kontrastmittelmenge vor allem auf die Körperlänge und weniger auf das Körpergewicht abgestellt werden. Da sich bei einseitiger Kontrastmittelinjektion häufig auch aortale Lymphgefäße und Lymphknoten der kontralateralen Seite füllen, verwenden wir bei einseitiger Kontrastmittelinjektion in der Regel drei Viertel der Kontrastmittelmenge einer bilateralen Injektion. Eine maximale Gesamtdosis von 20 bis 25 ml Kontrastmittel darf wegen der Gefahr von Komplikationen unter keinen Umständen überschritten werden.

Injektionsgeschwindigkeit: Die Injektionsgeschwindigkeit beträgt bei unseren Untersuchungen bei einem Injektionsdruck von 0,4 atm. 0,1 bis 0,15 ml Kontrastmittel pro Minute. Die Injektion von 10 ml Kontrastmittel in ein Lymphgefäß dauert somit 75 bis 100 min. Eine rasche Injektionsgeschwindigkeit von 15 bis 30 min für 10 ml Kontrastmittel ist nicht zu empfehlen. Sie führt zu Schmerzen wegen der kräftigen Dehnung der Lymphgefäße und Kontrastmittelextravasaten durch die Lymphgefäßwand. Auf die Entstehung pulmonaler und allgemeiner Komplikationen hat die Injektionsgeschwindigkeit, wie bei der Besprechung der Komplikationen dargestellt werden wird, keinen wesentlichen Einfluß.

Verweildauer des Kontrastmittels in Lymphgefäßen und Lymphknoten und Kontrastmittelausscheidung: Öliges Kontrastmittel entleert sich normalerweise ungefähr 15 bis 30 min nach Beendigung der Kontrastmittelinjektion aus den Lymphgefäßen der unteren Extremität. Drei bis vier Stunden später sind auch die iliakalen und retroperitonealen Lymphgefäße frei von Kontrastmittel. Liegt auf den Röntgenaufnahmen 24 Std nach der Kontrastmittelinjektion noch Kontrastmittel in den Lymphgefäßen, so muß dies als Zeichen einer Behinderung der Lymphzirkulation bewertet werden.

Ein Teil des injizierten Kontrastmittels fließt während und unmittelbar nach der Kontrastmittelinjektion durch die Lymphknoten hindurch, gelangt in den Ductus thoracicus und tritt im Venenwinkel in die Blutbahn über. Große Kontrastmitteltropfen bleiben in den Lungenkapillaren hängen und können zu kleinen Lungeninfarkten führen. Kleine Kontrastmitteltropfen treten in den großen Kreislauf über und werden vor allem in Leber und Milz abgelagert. Der größte Teil des Kontrastmittels wird aber in den Lymphknoten zurückgehalten. Es bleibt dabei im Maschenwerk des Retikulum liegen und führt zu einer Fremdkörperreaktion, wobei schon nach wenigen Tagen massenhaft mehrkernige Fremdkörperriesenzellen Öltropfen phagozytieren. Das Kontrastmittel wird in den Fremdkörperriesenzellen durch eine Esterase abgebaut, wobei Natrium-Jodid als Abbauprodukt entsteht (GUERBET, 1964). Normalerweise dauert die Entfernung des Kontrastmittels aus den Lymphknoten 6 bis 12 Monate. Nach dieser Zeit klingt die Fremdkörperreaktion allmählich ab, die Fremdkörperriesenzellen verschwinden und der Lymphknoten nimmt wiederum eine normale Struktur an.

In Tierexperimenten fanden SCHAFFER et al. (1963), daß in die Lymphgefäße injiziertes, mit radioaktivem Jod 131 markiertes Kontrastmittel vor allem in den Lymphknoten (0,44% pro Gramm Lymphknoten) und Lungen (0,21% pro Gramm Lunge) gespeichert wird. Kleinere Mengen werden in der Schilddrüse, den Nieren, in der Leber und im Gehirn abgelagert. KOEHLER et al. (1964) zeigten anhand ihrer experimentellen Untersuchungen an Hunden, daß nur ungefähr 25% des injizierten öligen Kontrastmittels in den Lymphknoten zurückgehalten wird. Etwa 50% der Kontrastmittelmenge blieb während drei Tagen in den Lungen liegen. 17 Tage nach Kontrastmittelinjektion betrug der Kontrastmittelgehalt der Lungen noch etwa 10% der eingespritzten Gesamtmenge. 3 Std nach Kontrastmittelinjektion ist die Kontrastmittelkonzentration in Leber und Milz am höchsten und nimmt dann wegen des Abbaus langsam allmählich wieder ab (GUERBET, 1964). Nach GUERBET (1964) wird das direkt in die Blutbahn gelangende Kontrastmittel in der Leber durch Esterasen der Kupfferschen Sternzellen abgebaut. Als Abbauprodukt des Lipiodol UF in Lymphknoten und Leber entsteht Natrium-Jodid, das vor allem durch die Nieren, aber auch durch das Pankreas, die Leber und Speicheldrüse ausgeschieden wird. Die Ausscheidungsmenge von Jod im Urin erreicht dabei am 3. Tag nach der Lymphographie ihren Höhepunkt.

Die Abbauprodukte der von den Lymphknoten zurückgehaltenen Kontrastmittelmengen gelangen wegen des langsamen Abbaus durch die Fremdkörperriesenzellen im Verlaufe von Monaten in die Blutzirkulation und werden deshalb erst viel später ausgeschieden.

2. Wasserlösliche Kontrastmittel

Ölige Kontrastmittellösungen haben gegenüber den wasserlöslichen den Vorteil, daß sie bei Anwendung von normalem Injektionsdruck nicht durch die Lymphgefäßwand diffundieren. Aus diesem Grunde gelingt bei der Lymphographie mit wasserlöslichen Kontrastmitteln nur die Füllung der inguinalen und iliakalen Lymphknoten. Bei Schnellinjektion mit einer Druckspritze (COLLETTE, 1960, FUCHS und BÖÖK-HEDERSTRÖM, 1961) kann regelmäßig eine gute und diagnostisch verwertbare Kontrastmittelfüllung der Lymphgefäße der Extremitäten und der inguinalen und iliakalen Lymphknoten erzielt werden. Die Darstellung der paravertebralen Lymphknoten gelingt mit dieser Technik nicht regelmäßig. Die gesamte Kontrastmittelmenge von 20 bis 30 ml (Urografin 76%, Biligrafin forte, Hypaque) wird in 1 bis 5 min injiziert. Die plötzliche Erweiterung der Lymphgefäße, besonders aber die Diffusion des Kontrastmittels durch die Lymphgefäßwand verursachen beim Patienten ein brennendes, schmerzhaftes Gefühl bis zur Leistengegend. Die Röntgenaufnahmen müssen während der Kontrastmittelinjektion gemacht werden, da nur so die einzelnen Phasen der Kontrastmittelfüllung der Lymphknoten festgehalten werden kann.

Durch Diffusion und Zufluß von Lymphe aus benachbarten, durch die Lymphographie nicht dargestellten pelvinen Lymphknoten kommt es im kleinen Becken rasch zur Verdünnung des Kontrastes und zur Verwischung der Lymphknotenstruktur. Physiologische und pathologische Füllungsdefekte in Lymphknoten können durch Diffusion überdeckt werden. Die Lymphographie mit wasserlöslichen Kontrastmitteln gestattet somit nur eine flüchtige Füllungsphase der inguinalen und iliakalen Lymphgefäße und Lymphknoten. Eine lange andauernde Speicherphase kommt nicht zustande.

Auf Grund der beschriebenen physiologischen Tatsachen ist öliges Kontrastmittel dem wasserlöslichen qualitativ eindeutig überlegen. Wasserlösliches Kontrastmittel soll nur noch verwendet werden, wenn eine Kontraindikation für die Injektion von öligem Kontrastmittel vorliegt.

Ein ideales Kontrastmittel konnte bis heute noch nicht gefunden werden. Es muß dies ein stabiler, nicht toxischer, nicht aggregierender kolloidaler Stoff von günstiger Partikelgröße mit Eigenschaften ähnlich denen der Chylomikra sein.

F. Komplikationen

Die bei der Lymphographie auftretenden Komplikationen werden zur Hauptsache durch das ölige Kontrastmittel hervorgerufen, dessen intralymphatische Injektion einer protrahierten intravenösen gleichkommt. Reaktive Veränderungen in Lymphknoten und pulmonale Komplikationen stehen dabei im Vordergrund. Die Komplikationen der Lymphographie mit öligen Kontrastmitteln sind besonders von FUCHS (1962), DESPREZ-CURELY et al. (1962), BRON et al. (1963) und SCHAFFER et al. (1963) eingehend beschrieben worden.

1. Lokale Komplikationen

Bakterielle Infektionen der Inzisionsstelle sind selten, wenn die Lymphographie unter sterilen Verhältnissen durchgeführt wird. Bei 244 meist bilateralen Untersuchungen traten in 5 Fällen eine durch bakterielle Infektion bedingte Verzögerung der Wundheilung ein. Die Infektionsgefahr ist bei Lymphödemen größer, so daß die prophylaktische Abschirmung mit Antibiotica angezeigt ist. Die gründliche Reinigung des Fußrückens vor der Untersuchung, das Abdecken des Operationsfeldes mit sterilen Tüchern und die Behandlung der Inzisionswunde vor dem Zunähen mit dem Polybactrinspray sind zur Vermeidung von Wundinfektionen unumgänglich. Ferner ist das Anlegen eines gut sitzenden Wundverbandes wichtig.

Ein Zusatz von Adrenalin in Lokalanästhetikum soll vermieden werden, weil wir bei einem Patienten eine aseptische Nekrose der Subkutis des Fußrückens beobachten konnten, die wahrscheinlich auf die Wirkung des Adrenalins zurückzuführen war.

Die von vielen Autoren angegebene Patent-Blau-Violett-Lösung von 11% ist zu konzentriert. Diese hochkonzentrierte Lösung führte bei zwei unserer Patienten zu einer aseptischen Entzündung im Injektionsgebiet und zu sehr starken Schmerzen.

Die Inzisionswunde am Fußrücken muß durch zahlreiche, gut sitzende Knopfnähte verschlossen werden, da der Patient unmittelbar nach der Untersuchung wieder herumgeht. Die Knopffäden sollen auch erst nach ungefähr 14 Tagen entfernt werden, damit beim Gehen die Zugwirkung auf die Haut des Fußrückens die teilweise verheilte Wunde nicht aufreißt und damit die Wundheilung verzögert.

Seitdem alle diese Vorsichtsmaßnahmen strikte eingehalten werden, sind bei unseren Untersuchungen keine Wundinfektionen oder Störungen der Wundheilung mehr aufgetreten. Ist zur Freilegung der Lymphgefäße eine ausgedehnte Präparation des subkutanen Fettgewebes notwendig, so wird allerdings normalerweise eine gewisse Verzögerung der Wundheilung mit kräftiger Hautrötung beobachtet. Pseudolymphzysten und Lymphorrhoe, wie sie KAINDL et al. (1960) beschrieben haben, waren bei keinem von uns untersuchten Patienten vorhanden, obschon in vielen Fällen bei der Wundversorgung ein Teil des punktierten Lymphgefäßes entfernt worden war. Die Ligatur des punktierten Lymphgefäßes vor der Wundnaht ist im allgemeinen nicht nötig. Wichtig ist jedoch, daß das zur Punktion verwendete Lymphgefäß tief in der Inzisionswunde versorgt wird.

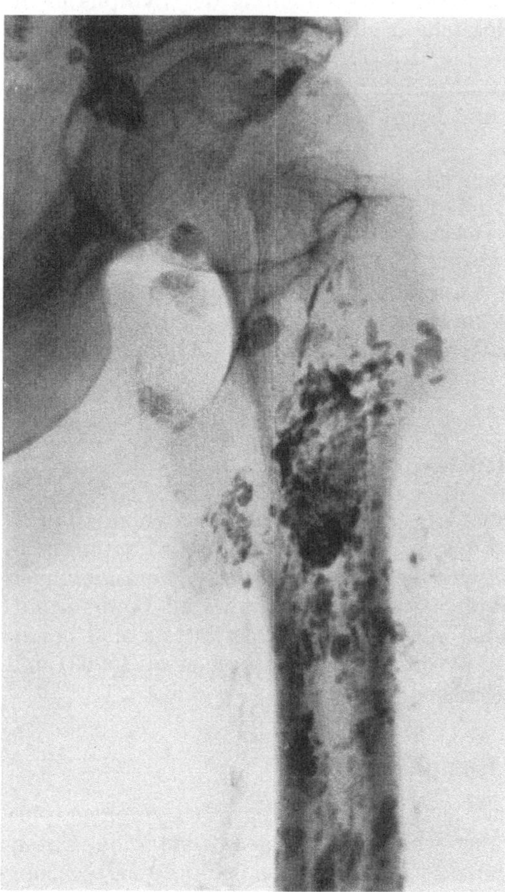

Abb. 5. Ausgedehnte *Kontrastmittelextravasate* aus subkutanen Lymphgefäßen des linken Oberschenkels. Röntgenaufnahme 24 Std nach Kontrastmittelinjektion

Bei zwei unserer Patienten trat vorübergehend während einiger Tage ein leichtes Ödem des Unterschenkels auf. Zwei Patienten mit Lymphödem zeigten nach der Lymphographie eine Zunahme der Behinderung der Lymphzirkulation. Bei einer Patientin trat distal der Inzisionsstelle vorübergehend eine leichte druckdolente Schwellung des Fußrückens auf. Die Ursache dieser lokalen Komplikation liegt wahrscheinlich im Trauma der Untersuchung und in der zeitweiligen Überlastung und Blockade der Lymphzirkulation.

Besondere Erwähnung verdient die Komplikation bei einer 70jährigen Frau mit malignem Melanom der linken Großzehe, bei der 5 Monate nach der Lymphographie eine Metastase in der Inzisionsstelle am Fußrücken auftrat. Allerdings hatte die Patientin bis zu diesem Zeitpunkt jegliche Therapie verweigert.

2. Komplikationen in Lymphgefäßen und Lymphknoten

Lymphangitis und *Lymphadenitis* können im Anschluß an eine Wundinfektion, besonders bei Lymphödemen vorkommen. Antibiotika sind hier therapeutisch rasch wirksam (DESPREZ-CURELY et al., 1962, SCHAFFER et al., 1963). Bei keinem unserer Patienten konnte eine solche Komplikation beobachtet werden. Gelegentlich sind die inguinalen Lymphknoten während einiger Tage nach der Lymphographie leicht vergrößert und schmerzhaft, ohne daß klinisch Zeichen einer Entzündung vorliegen.

Kontrastmittelextravasate und *Lymphgefäßrupturen* entstehen bei Anwendung von zu hohem Injektionsdruck (Abb. 5), erhöhtem Widerstand in der Lymphzirkulation, Lymphgefäßanomalien und Obliteration der Lymphgefäße durch Tumorinfiltration oder nach Röntgentherapie. Klinisch sind diese Komplikationen

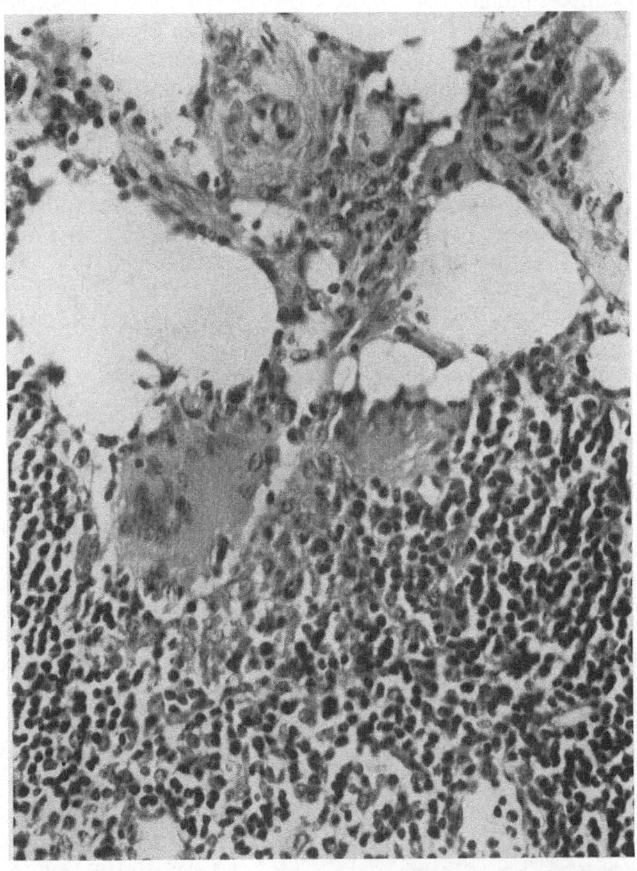

Abb. 6. *Lipogranulome.* Histologischer Schnitt eines iliakalen Lymphknotens drei Tage nach der Lymphographie (Paraffinschnitt, Hämatoxylin-Eosin-Färbung, 200fache Vergrößerung). Kontrastmitteltropfen verschiedener Größe (durch Fixation und Färbung des Präparates herausgelöst) mit angelagerten Fremdkörperriesenzellen, die das Kontrastmittel teilweise schon phagozytiert haben (Pathologisches Institut der Universität Bern)

von geringer Bedeutung, doch können sie die Ursache von Schmerzen und vorübergehenden Ödemen sein.

Lipogranulome in Lymphknoten als Fremdkörperreaktion auf das ölige Kontrastmittel können schon zwei Tage nach der Kontrastmittelinjektion nachgewiesen werden (Bennet und Shivas, 1954, Engeset, 1958, Fischer und Zimmermann, 1959, Wallace et al., 1961, Tjernberg, 1962, Viamonte et al., 1963, Hahn et al., 1963, Schaffer et al., 1963, Rüttimann und Del Buono, 1964, Abbes et al., 1964). Bei einem unserer Patienten fanden sich 3 Tage nach der Lymphographie histologisch im Retikulum zwischen den Marksträngen zahlreiche Öltropfen mit angelagerten, geschwellten Retikulumzellen und viele mehrkernige Fremdkörperriesenzellen sowie in der Umgebung größerer Öltropfen spärlich

Granulationsgewebe mit wechselnd dichten diffusen entzündlichen Infiltraten (Abb. 6). Bei einem anderen Patienten waren die reaktiven Veränderungen 6 Monate nach der Lymphographie nur noch wenig ausgeprägt. Die Fremdkörperreaktion wird durch die im Retikulum der Lymphknoten zurückgehaltenen Öltropfen hervorgerufen. Entsprechend den Untersuchungen von GUERBET (1964) phagozytieren die Fremdkörperriesenzellen die Kontrastmitteltropfen und bauen das Öl durch Esterasen ab. Allmählich wird sämtliches im Lymphknoten abgelagerte Kontrastmittel phagozytiert und abgebaut. Dadurch verschwindet es langsam aus den Lymphknoten. Die Fremdkörperreaktion klingt nach Entfernung des öligen Kontrastmittels aus den Lymphknoten wiederum völlig ab.

Die histologische Beurteilung von Tumoren in Lymphknoten wird durch die Fremdkörperreaktion auf das Kontrastmittel kaum erschwert. Lymphzirkulation und -funktion scheinen durch die entzündlichen Veränderungen in den Lymphknoten nicht gestört zu werden. Die Wiederholung der Lymphographie nach einigen Monaten zeigt nämlich keine pathologischen Veränderungen in den Lymphknoten und keine Behinderung der Lymphzirkulation (WALLACE et al., 1962, ARVAY und PICARD, 1963, PEREZ-TAMAYO et al., 1963).

3. Pulmonale Komplikationen

Pulmonale Veränderungen nach Anwendung öliger Kontrastmittel sind von zahlreichen Autoren beobachtet worden (PROKOPEC und KOLIHOVÁ, 1958, FISCHER, 1959, MÁLEK et al., 1960, WALLACE et al., 1961, MARCHAL et al., 1961, SCHAFFER et al., 1961, 1962, FUCHS, 1962, VIAMONTE et al., 1962, 1963, HAHN et al., 1963, BRON et al., 1963, PAPILLON et al., 1963, DIERICK und VAN VAERENBERGH, 1963, ARVEAY und PICARD, 1963, ABBES et al., 1964). Ihr Auftreten ist anatomisch leicht zu erklären, da die Lungenkapillaren den ersten Engpaß für die in die venöse Zirkulation übergetretenen Kontrastmitteltropfen bilden. Die Öltröpfchen bleiben, entsprechend ihrer Größe, in den Lungenkapillaren stecken, schließen sie und können so in gewissen Fällen zum Lungeninfarkt führen.

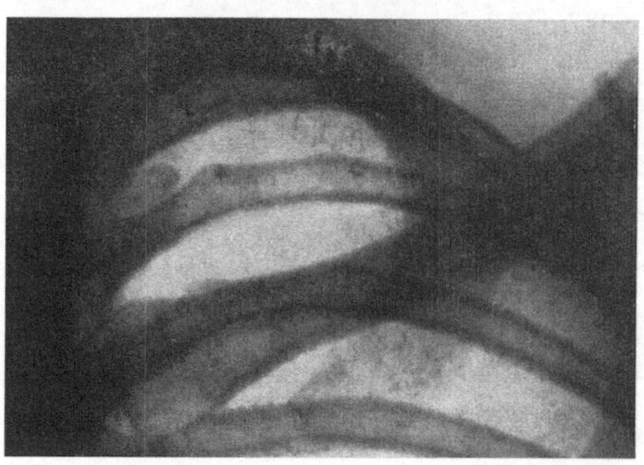

Abb. 7. *Kontrastmittelembolien in die Lungen.* Retikuläre Kontrastmittelablagerung im Lungeninterstitium

Ungefähr in der Hälfte aller lymphographierten Patienten finden sich auf der Lungenübersichtsaufnahme eine fein-miliare oder retikuläre Ansammlung von Kontrastmittel im Lungeninterstitium (DESPREZ-CURELY et al., 1962, BRON et al., 1963) (Abb. 7, 8a). Dabei zeigen viele Patienten weder eine febrile Reaktion noch andere klinische Symptome. Meistens verschwinden die pulmonalen Veränderungen ohne Zeichen einer entzündlichen Exsudation sehr rasch. Sie können deshalb nur auf routinemäßig durchgeführten Thoraxaufnahmen erkannt werden.

Bei 181 Lymphographien mit öligem Kontrastmittel waren nur bei vier Patienten klinisch als Lungeninfarkt in Erscheinung tretende Embolien in den Lungen festzustellen. Alle vier Patienten (drei Frauen und ein Mann) zeigten vor der Lymphographie einen guten Allgemeinzustand und eine normale Lungenfunktion. Bei einer Patientin war eine Strahlenfibrose der iliakalen und aortalen Lymphknoten, beim Manne eine Blockade der Lymphzirkulation durch Tumorinfiltration vorhanden. Zwei Patienten zeigten keine pathologischen Veränderungen im Lymphogramm. Fieber bis zu 42° C, profuser SIhweißausbruch, Blutdruckabfall, Zyanose, Pulsbeschleunigung, Pleuraschmerzen, Dyspnoe, Schluckbeschwerden und hämorrhagisches Sputum waren bei drei Patienten die Hauptsymptome des klinischen Zustandsbildes (FUCHS, 1962) Eine Patientin klagte 11 Tage nach der Lymphographie über Hämoptoe, wies aber sonst keine anderen Beschwerden auf. BRON et al. (1963) fanden unter 80 Untersuchungen bei zwei Patienten mit vorbestehender Lungenaffektion ähnliche klinische Symptome. Auch ALTMAN et al. (1962) beobachteten bei einem Kind bronchopneumonische Herde nach Lymphographie mit öligem Kontrastmittel. Bei drei unserer Patienten kam es innerhalb

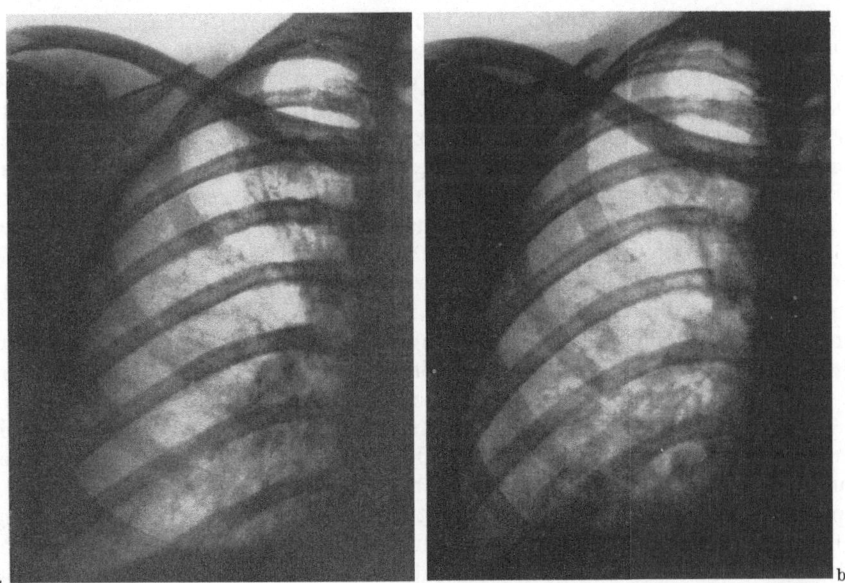

Abb. 8 a u. b. *Kontrastmittelembolien in die Lungen* einer 32jährigen Patientin mit Fibrose der aortalen Lymphknoten (vgl. Abb. 38). a Diffuse feinmiliare Kontrastmittelablagerungen im Lungeninterstitium eine Stunde nach Kontrastmittelinjektion. b Interstitielles und bronchopneumonisches Lungeninfiltrat perihilär und basal zwei Tage nach Kontrastmittelinjektion

von 24 Std zur vollen Ausbildung des schweren Krankheitsbildes. Röntgenologisch waren in den drei klinisch sehr eindrücklichen Fällen massive interstitielle und bronchopneumonische Infiltrate, besonders perihilär und basal, in beiden Lungen ohne pleurale Beteiligung vorhanden (Abb. 8b). Klinische und röntgenologische Symptome bildeten sich bei allen drei Patienten im Verlaufe von 10 bis 14 Tagen vollständig zurück. Der vorübergehend schlechte Allgemeinzustand verbesserte sich ebenfalls sehr rasch. KOEHLER et al. (1964) fanden in ihren durch Fragebogen von verschiedenen Untersuchern in Europa und den USA zusammengetragenen Informationen über mehr als 4000 Lymphographien 16mal schwere pulmonale Komplikationen. Davon waren 3 Kinder mit schwerer Bronchopneumonie innerhalb von 48 Stunden nach der Lymphographie. Ferner berichten sie über 2 Fälle mit schwerem Lungenödem nach der Lymphographie. Dabei handelte es sich um 2 junge Männer mit vorangegangener Röntgenstrahlenbelastung des Lungenparenchyms. Die Autoren nehmen an, daß die Ursache des Lungenödems im verminderten Abtransport des öligen Kontrastmittels durch das wegen der Röntgentherapie geschädigte und damit in seiner Funktion behinderte Retikuloendothelialsystem der Lunge liegt. LEE et al. (1964) beschrieben bei 186 Lymphographien 2 Todesfälle bei Patienten mit herabgesetzter Lungenfunktion wegen ausgedehnten Lungenmetastasen und Strahlenfibrose. Bei der Autopsie eines der beiden Patienten wurden kleine Kristalle in den Lungen und Glomerula gefunden, die wahrscheinlich öligem Kontrastmittel entsprachen. Die gleichen Autoren konnten ferner bei 2 Patienten im Anschluß an die Lymphographie eine erythematöse Hautreaktion feststellen, die nach Behandlung mit Antihistaminica und Prednison wieder verschwand.

Das beschriebene klinische Zustandsbild ist demjenigen bei intravenöser Injektion von Kontrastmittel zur Hepatolienographie (OLSSON, 1941), akzidenteller intravenöser Injektion bei der Myelographie (STEINBACH und HILL, 1951, GINSBURG und SKRONEK, 1955, TODD und GARDNER, 1957) und Hysterosalpingographie (WALTHER, 1939, ZACHARIAE, 1955, GRANT et al., 1957) ähnlich.

Das Zustandekommen von Kontrastmittelembolien in den Lungen ist im Tierversuch bei Hunden von GOLDBERG und FEINBERG (1963) eingehend untersucht worden, und läßt sich auf Grund experimenteller röntgenkinematographischer Untersuchungen an Hunden (MÁLEK et al., 1961) und klinischer röntgenkinematographischer Beobachtungen bei Menschen (CHÉRIGÉ und DESPREZ-CURELY, 1962, BRON et al., 1963, WEISSLEDER, 1964) folgendermaßen erklären: Das ölige Kontrastmittel wird in Tröpfchen von verschiedener Größe im Ductus thoracicus aufgespalten. Die kontinuierliche Lymphzirkulation führt zu einer Ansammlung eines großen Öltropfens am proximalen Ende des Ductus thoracicus. Dieser Tropfen tritt im Augenblick der maximalen Inspiration in die venöse Zirkulation über. Entsprechend der Tröpfchengröße bleibt das Kontrastmittel in den Lungenkapillaren hängen und verschließt sie. Laboratoriumsuntersuchungen in vitro zeigten, daß Lipiodol Ultrafluid nicht zur Agglutination der Erythrozyten führt (BARANDUN, 1962). Die Lungeninfarkte entstehen deshalb wegen der mechanischen Verlegung der Lungenkapillaren durch die Öltröpfchen und nicht durch kleine Thromben infolge Erythrozytenagglutination. Der letztere Mechanismus wird als Hauptursache für die Symptome der posttraumatischen Fettembolie der Lungen angenommen (BERGENTZ, 1961). Nach GUERBET (1964) spielt der Arteriendruck für das Zustandekommen von Lungenembolien eine wesentliche Rolle. Bei Blutdruckabfall ist die Blutzirkulation durch die Lungen verlangsamt und die Gefahr für einen Gefäßverschluß durch die Öltropfen damit erhöht. Ein Kreislaufkollaps mit Blutdruckabfall muß deshalb während der Lymphographie unbedingt vermieden werden.

Die Injektionsgeschwindigkeit steht in einem gewissen kausalen Zusammenhang mit dem Auftreten von Lungenembolien. Bei zu schneller Injektion fließt das ölige Kontrastmittel direkt von den afferenten in die efferenten Lymphgefäße der Lymphknoten und wird nicht im Lymphknotenparenchym gespeichert und zurückgehalten. Die bei hoher Injektionsgeschwindigkeit auftretenden Kontrastmittelextravasate durch die Lymphgefäßwand verhindern ihrerseits jedoch, daß größere Kontrastmittelmengen in den Ductus thoracicus und die venöse Zirkulation gelangen. Zahl und Größe der dem Ductus thoracicus vorgeschalteten Lymphknoten sind ebenfalls von Bedeutung, denn je mehr Kontrastmittel durch die Lymphknoten gespeichert wird, desto kleiner ist die Menge, die in die Blutzirkulation vordringen kann. Bei kräftiger Fibrose der retroperitonealen Lymphknoten nach Radiotherapie ist deren Speicherfähigkeit sehr stark herabgesetzt, so daß schon kleine Kontrastmittelmengen zu massiven Lungeninfarkten führen können. Die injizierte Kontrastmittelmenge und nicht die Injektionsgeschwindigkeit sind somit für das Auftreten von Komplikationen kausal verantwortlich. Diese klinischen Beobachtungen stimmen mit den Ergebnissen tierexperimenteller Untersuchungen von GUERBET (1964) überein. Dieser Autor fand keinen Unterschied in der Reaktion der Ratte und Maus bei rascher intravenöser und intralymphatischer Injektion von Kontrastmittelmengen unter 1 ml/kg Körpergewicht. aber zum Teil schwere Komplikationen unabhängig von der Injektionsgeschwindigkeit bei höherer Kontrastmitteldosierung. Auch GUINEY et al. (1963) beobachteten bei Kaninchen nach intralymphatischer Injektion von mehr als 0,6 ml/kg Körpergewicht öliges Kontrastmittel häufig letale Zwischenfälle, bei geringerer Dosierung aber keine Komplikationen. Bei diesen Untersuchungen konnten sie histologisch massive Fettembolien in Lungenarterien, Arteriolen und Kapillaren nachweisen. Diese intravasalen Kontrastmittelansammlungen waren von 1 Stunde an bis am 5 Tage nach der Lymphographie am ausgeprägtesten. Nach 2 Wochen konnten zahlreiche Öltropfen in den Lungenkapillaren festgestellt werden, von denen nach 8 bis 10 Wochen nur noch wenige sichtbar waren. In histologischen Schnitten der Lunge waren granulomatöse Massen als Abbauprodukte des Lipiodol in den Wänden der Alveolen vorhanden. Zudem konnten fokale Atelektasen, die wahrscheinlich kleinen Lungeninfarkten entsprachen, festgestellt werden.

Die gezielte röntgenologische Darstellung des Ductus thoracicus darf nur mit Vorsicht geschehen, weil große Kontrastmittelmengen dazu benötigt werden, die zu ausgedehnten Lungenembolien führen können.

Die injizierte Kontrastmittelmenge soll sich überhaupt mehr nach der Länge des Patienten als nach seinem Gewicht richten, da sie vor allem von der Distanz zwischen Injektionsort und Einmündung des Ductus thoracicus in den Venenwinkel und damit von der Anzahl der eingeschalteten Lymphknoten bestimmt wird.

Lungenembolien kommen bei Behinderung der Lymphzirkulation durch Tumorinfiltration oder entzündliche Veränderungen gehäuft vor. BRON et al. (1963) fanden bei 44 Patienten mit Lungenembolien in 38 Fällen, d. h. bei ungefähr vier Fünftel der Patienten eine Blockade der Lymphzirkulation. Die Kontrastmittelpassage erfolgt in diesen Fällen über lymphatiko-venösen Anastomosen, wobei es ohne Darstellung der paravertebralen Lymphknoten und des Ductus thoracicus zu kleinen Kontrastmittelembolien im Lungeninterstitium kam. Diese klinischen Beobachtungen sind durch experimentelle Untersuchungen an Hunden bestätigt worden (BRON et al., 1963).

Eine versehentliche intravenöse Injektion von öligem Kontrastmittel kann ebenfalls zu schweren Komplikationen pulmonaler und allgemeiner Natur führen.

Die Lymphographie mit öligen Kontrastmitteln führt bei den meisten Patienten während einiger Tage zu einer leichten Störung der Lungendiffusion (WALLACE, 1963). Deshalb soll die Lymphographie mit öligen Kontrastmitteln nur bei Patienten ohne schwere Beeinträchtigung der Lungenfunktion vorgenommen werden.

Leichte Formen von pulmonalen Komplikationen bedürfen keiner besonderen Therapie. Schwerere Erkrankungen sind mit Sauerstoff, Nebennierenrindenhormonen und Antipyretika sowie durch Stimulation des Kreislaufs zu behandeln (FUCHS, 1962, BRON et al., 1963).

4. Allgemeine Komplikationen

Bei ungefähr einem Fünftel aller von uns mit öligem Kontrastmittel lymphographierten Patienten kam es am Abend des Untersuchungstages zu einer leichten Temperaturerhöhung bis zu 1° C. Diese dauerte in der Regel einige Stunden oder wenige Tage. Ähnliche Reaktionen werden nach intravenöser Verabreichung von Fettemulsionen zur parenteralen Ernährung beobachtet.

Weitere harmlose Komplikationen sind Kopfschmerzen, Schlaflosigkeit, Diarrhoe, vorübergehende Reduktion des Allgemeinzustandes, abnorme Geschmacksempfindungen und retrosternales Brennen (FUCHS, 1962, DESPREZ-CURELY et al., 1963, ARVAY und PICARD 1963, SCHAFFER et al., 1963, RÜTTIMANN und DEL BUONO, 1964). Übelkeit und Erbrechen sind wahrscheinlich durch die momentane Belastung der Leber durch den Kontrastmittelabbau, die abnormen Geschmacksempfindungen durch die Ausscheidung des Natrium-Jodids durch die Speicheldrüsen bedingt.

Bei zwei Patientinnen unseres Untersuchungsgutes trat 2 und 3 Std nach der Lymphographie ein kardiovaskulärer Kollaps auf (FUCHS, 1962). Beide Frauen erholten sich nach einigen Minuten ohne besondere Therapie. Die Ursache für diese beiden Zwischenfälle mag in kleinen Kontrastembolien zu suchen sein.

Als seltene Komplikationen sind miliare Kontrastmittelansammlungen in den feinsten Kapillaren des Pfortadersystems der Leber beschrieben worden (DESPREZ-CURELY et al., 1962, LÉGER et al., 1962, ARVAY und PICARD, 1963, WALLACE, 1963). Sie kommen dadurch zustande, daß öliges Kontrastmittel bei Behinderung der Lymphzirkulation über lymphatiko-venöse Anastomosen aus den Lymphgefäßen in die Venen des Pfortadersystems eindringt.

Das Auftreten einer Strumitis 3 Tage nach Lymphographie mit öligem Kontrastmittel ist von DESPREZ-CURELY et al. (1962) bei einem jungen Mann aus einem endemischen Kropfgebiet beobachtet worden. Eine Vergrößerung einer vorbestehenden Struma nach Lymphographie mit öligem Kontrastmittel wurde von diesen Autoren ebenfalls beschrieben. Diese Veränderungen werden wahrscheinlich durch eine Störung der Hormonbildung in der Schilddrüse durch vom Lipiodol abgespaltenes freies Jod hervorgerufen.

Die Werte des Jodtracers werden durch dem Abbau des Lipiodol freiwerdendes Jod über Jahre hinaus gestört. Die Jodtraceruntersuchung muß deshalb, wenn erforderlich, immer vorgängig der Lymphographie durchgeführt werden.

DESPREZ-CURELY et al. (1962) konnten bei einem Patienten mit einer hypochromen Anämie eine hämolytische Krise und bei einem andern mit Lymphogranuloma Hodgkin eine thrombopenische Purpura feststellen, die aber nicht in sichere Beziehung zu der einige Tage vorher durchgeführten Lymphographie gebracht werden konnten.

Ebenso ist der von den gleichen Autoren beschriebene letale Zwischenfall bei einem 39jährigen Patienten mit Lymphogranuloma Hodgkin nicht in sicheren kausalen Zusammenhang mit der Lymphographie zu stellen. Der Exitus trat einen Tag nach der Lymphographie unter dem Bild eines kardiovaskulären Kollapses mit Hemiplegie und massiver Temperaturerhöhung auf.

Einen weiteren letalen Zwischenfall beobachteten ARVAY und PICARD (1963) bei einem 70jährigen Mann mit Herzinsuffizienz. Die Lymphographie mit öligem Kontrastmittel wurde bei diesem Patienten wegen Verdacht auf Lymphogranuloma Hodgkin vorgenommen. Zwölf Stunden nach Kontrastmittelinjektion starb der Mann an einem Lungenödem, das auf eine Jodüberempfindlichkeit oder Ölembolien in den Lungen zurückgeführt werden mußte.

Die Ursache für die beschriebenen allgemeinen Reaktionen und pulmonalen Komplikationen nach Lymphographie mit öligem Kontrastmittel ist nicht nur im Auftreten kleiner Mikroembolien zu suchen. Die Abspaltung von freien Jodatomen aus dem Kontrastmittel, die zur erhöhten Jodkonzentration im Körper und damit zu klinischen Zeichen des Jodismus oder Jodüberempfindlichkeit führen, darf wohl für einen Teil der kleineren und größeren Zwischenfälle nach Lymphographie mit öligem Kontrastmittel verantwortlich gemacht werden. Die sorgfältige Vorratshaltung des Kontrastmittels und der Verbrauch von nur fabrikneuen Produkten scheint uns deshalb außerordentlich wichtig zu sein. Bei Zutritt von Luftsauerstoff und Licht kommt es nämlich rasch zur Freisetzung von Jod aus dem Kontrastmittel, was an der dunklen Verfärbung des Lipiodol erkannt werden kann.

Wegen der möglichen Komplikationen soll die Lymphographie mit öligem Kontrastmittel deshalb nur mit den für eine einwandfreie diagnostische Beurteilung absolut notwendigen Mengen und immer mit frischem Kontrastmittel durchgeführt werden. Exakte technische Durchführung der Untersuchung und sorgfältige Auswahl der Patienten lassen die Komplikationen, die in der Regel harmlos sind, auf ein Minimum beschränken. Trotzdem muß bei jeder Lymphographie daran gedacht werden, daß die intralymphatische Injektion von öligem Kontrastmittel einer protrahierten intravenösen gleichkommt.

Die ambulante Durchführung der Lymphographie ist auf Grund eigener günstiger Erfahrungen gestattet. Immerhin muß der Patient während der ersten 2 Std nach der Kontrastmittelinjektion in horizontaler Lage liegen bleiben, das Krankenhaus nur mit einer Begleitperson verlassen und zu Hause absolute Bettruhe einhalten.

5. Technische Schwierigkeiten bei der Lymphgefäßpunktion

Feinheit und Brüchigkeit der Lymphgefäße erlauben die Gefäßpunktion nicht in allen Fällen. Lymphgefäße von Kleinkindern und Säuglingen weisen manchmal ein so kleines Kaliber auf, daß ihre Punktion auch mit der kleinsten verfügbaren Nadel aus anatomischen Gründen nicht möglich ist. Bei sehr alten Patienten kann die große Brüchigkeit der Lymphgefäße eine einwandfreie Punktion erschweren. Beim primär chronischen Lymphödem sind es die pathologischen Veränderungen des Lymphgefäßsystems, die eine Kontrastmittelinjektion in vielen Fällen verhindern. Die Lymphographie bei Tumorpatienten bietet jedoch für den geübten Untersucher im allgemeinen keine besonderen technischen Schwierigkeiten. Zur Freilegung und Punktion der Lymphgefäße auf beiden Fußrücken wird meistens nur ein Zeitaufwand von 20 bis 30 min benötigt. Bei den ersten Lymphographien unserer Untersuchungsreihe mußte allerdings mit erheblichen technischen Schwierigkeiten gekämpft werden, die aber mit zunehmender praktischer Erfahrung bald überwunden wurden. Im vorliegenden Untersuchungsgut war die Lymphgefäßpunktion in ungefähr 5% der Fälle nicht möglich. Dabei ist zu berücksichtigen, daß die Zahl der mißglückten Punktionen in letzter Zeit stark abgenommen hat. Feinheit und vermehrte Brüchigkeit der Lymphgefäße sowie schlechte Resorption des Farbstoffes sind die Hauptgründe für ein technisches Versagen.

Die Lymphographie ist eine Untersuchung, die gute Handfertigkeit und Übung erfordert. Wer nur in größeren Zeitabständen lymphographiert, muß mit Versagen und Komplikationen rechnen. Bei routinemäßiger Anwendung einer bewährten Untersuchungstechnik, so wie sie in dieser Arbeit eingehend beschrieben wird, sollte aber die Lymphgefäßpunktion und Kontrastmittelinjektion in den meisten Fällen möglich sein.

G. Kontraindikationen

Die Kontraindikationen zur Lymphographie lassen sich aus den möglichen Komplikationen ableiten.

Akute und chronische Lungenerkrankungen mit Störung der Lungenfunktion, Herzinsuffizienz, schwere pathologische Veränderungen der Schilddrüsenfunktion, Kachexie und Jodüberempfindlichkeit sind absolute Kontraindikationen für die Lymphographie. Bei Thrombophlebitis und arteriellen Durchblutungsstörungen sollen die Patienten wegen der möglichen Verzögerung der Wundheilung nicht lymphographiert werden. Trotz Vorliegen eines Status febrilis muß die Lymphographie unter Umständen zur Lokalisation von malignen Lymphomen vorgenommen werden. Nur sehr hohe Temperatursteigerungen gelten hier als Kontraindikation. Vorgängig der Lymphographie dürfen während einiger Tage keine fettreichen Mahlzeiten verabreicht werden, damit keine Hyperlipämie entsteht, welche, wegen des bei der Lymphographie in die Blutbahn gelangenden öligen Kontrastmittels, die Möglichkeit zu vermehrten Komplikationen bietet.

Hohes Alter ist bei gutem Allgemeinzustand keine Kontraindikation für die Lymphographie. Der älteste von uns untersuchte Patient war 81 Jahre alt. Kinder können ohne weiteres lymphographiert werden. Das Alter unseres jüngsten Patienten betrug $2^1/_2$ Jahre.

Bei der Beurteilung von Kontraindikationen müssen die möglichen Komplikationen genau beachtet werden. In Zweifelsfällen soll man die Lymphographie nur auf einer Seite und mit geringen Mengen von Kontrastmittel vornehmen.

H. Normale Röntgenanatomie

1. Topographische Röntgenanatomie

Nomenklatur und topographische Röntgenanatomie der Lymphgefäße und Lymphknoten stützen sich vor allem auf die klassischen anatomischen Studien von Poirier (1898), Barthels (1909), Cunéo und Marcille (1909), Most (1917), Jossifow (1930) und Rouvière (1932) sowie auf die neueren Untersuchungen von Reiffenstuhl (1957).

Die röntgenanatomischen Darstellungen von Collette (1958), Kaindl et al. (1958, 1960), Jacobsson und Johansson (1959), Malek et al. (1959), Ditschek et al. (1963), Herman et al. (1963), Arvay und Picard (1963), Dargent et al. (1963) sowie Rüttimann und Del Buono (1964), Nelson et al. (1964), Ngu (1964) und Abbes et al. (1964) sind ebenfalls berücksichtigt worden. Unsere eigenen Erfahrungen (Fuchs und Böök-Hederström, 1961) sind vor allem anhand von direkten Vergleichen zwischen lymphographischem Befund und Operationssitus, durch die Gegenüberstellung von Lymphographie, Cavographie und Aortographie sowie bei postmortalen Untersuchungen gewonnen worden.

a) Untere Extremität

In der unteren Extremität kann ein oberflächliches, subkutanes und ein tiefes Lymphgefäßsystem unterschieden werden. Die Lymphkapillaren der Subkutis und der Haut münden über kleinere Lymphgefäße in die präfaszial gelegenen subkutanen Lymphgefäßgruppen ein, die mit den großen Venenstämmen verlaufen. Die tiefen Lymphgefäße sammeln die Lymphe aus Muskeln, Faszien und Gelenken. Mit der heutigen Untersuchungstechnik können nur die subkutanen Lymphgefäße lymphographisch dargestellt werden. Da die Lymphe wegen der besonderen Anordnung der Klappen in der unteren Extremität von den tiefen zu den oberflächlichen Lymphgefäßen und nicht – wie das Blut der Venen – von den oberflächlichen zu den tiefen strömt, kann durch Anlegen einer Staubinde zur Unterbrechung der Zirkulation in den oberflächlichen Lymphgefäßen keine Kontrastmittelfüllung der tiefen Lymphgefäße erzwungen werden.

Die subkutanen Lymphgefäße der unteren Extremität lassen sich, entsprechend ihrer Beziehung zu den Venen in eine Vena-saphena-magna-Gruppe und Vena-saphena-parva-Gruppe unterteilen. Die Vena-saphena-magna-Gruppe besteht aus einem medialen und einem lateralen Lymphgefäßbündel. Diese umfassen den Hauptteil der subkutanen Lymphgefäße der unteren Extremität. Das mediale Lymphgefäßbündel verläuft auf der medialen Seite des Beines und umfaßt im Unterschenkel fünf bis sechs, im Oberschenkel zehn bis zwanzig Lymphgefäße (Abb. 9). Das laterale Lymphgefäßbündel liegt lateral in der Subkutis des Unterschenkels und besteht aus fünf bis sechs Lymphgefäßen. Im Bereich des Kniegelenks ziehen diese gegen die Medianseite des Oberschenkels zu und zeigen einen leicht welligen Verlauf (Abb. 10). Die Vena-saphena-parva-Gruppe umfaßt in der

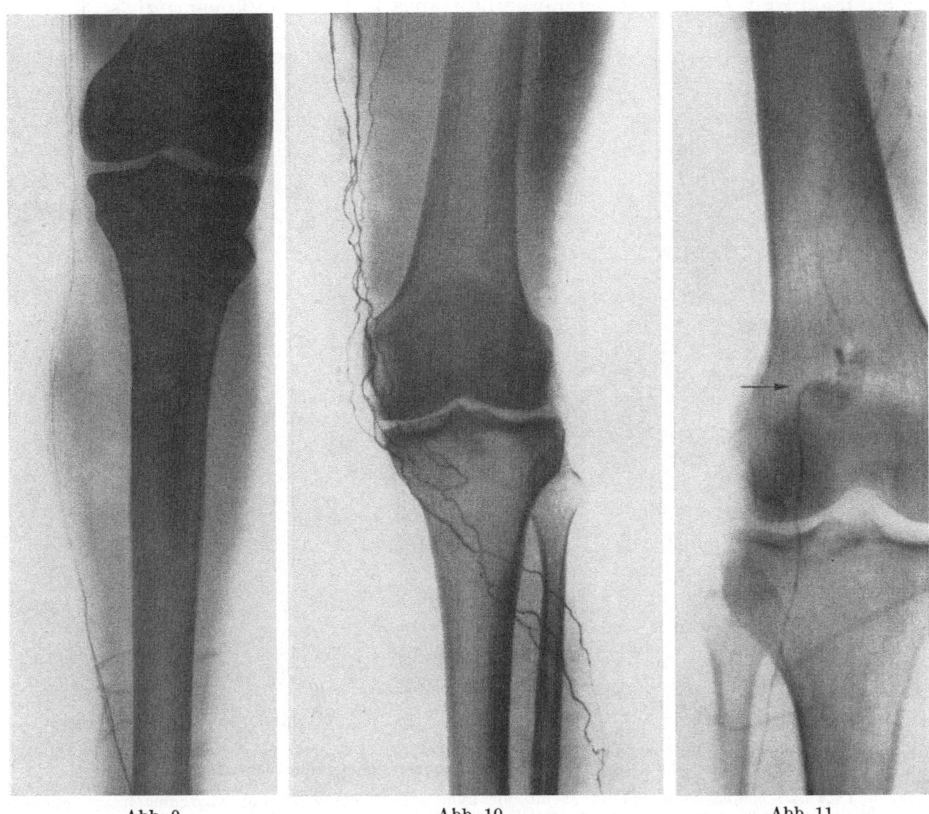

Abb. 9 Abb. 10 Abb. 11

Abb. 9. Mediales subkutanes Lymphgefäßbündel der Vena saphena magna-Gruppe

Abb. 10. Laterales subkutanes Lymphgefäßbündel der Vena saphena magna-Gruppe

Abb. 11. Subkutane Lymphgefäße der Vena saphena parva-Gruppe mit zwei poplitealen Lymphknoten (→)

Regel nur wenige Lymphgefäße, die dorsal in der Subkutis des Unterschenkels verlaufen und in der Kniekehle in ein bis drei Lymphonodi poplitei einmünden (Abb. 11). Ihre ein- bis vier efferenten Lymphgefäße verlaufen medial in der Tiefe des Oberschenkels und münden in einzelne tiefe inguinale oder iliakale Lymphknoten ein (Abb. 12).

Die subkutanen Lymphgefäße sind zart, ihr Kaliber ist vom Fuß bis zur Leistengegend ungefähr gleich und hat einen Durchmesser von 0,75 bis 1 mm. Sie teilen sich dichotom, was ihre Zahl zentralwärts vermehrt. Normalerweise finden sich keine Anastomosen zwischen den einzelnen Gruppen der subkutanen Lymphgefäße.

Zahlreiche kleine Gefäßklappen bestimmen die zentripetale Richtung der Lymphzirkulation. In konstanten Abständen finden sich rundliche Erweiterungen der Lymphgefäße, die unmittelbar peripherwärts der Klappen gelegen sind. Die Zahl der Klappen nimmt kranialwärts zu. In der Leistengegend und im kleinen Becken sind sic oft dicht hintereinander angeordnet.

In vereinzelten Fällen lassen sich durch Kontrastmittelinjektion in ein laterales Gefäß des Fußrückens das mediale und laterale Lymphgefäßbündel der Vena saphena magna-Gruppe gleichzeitig dargestellt werden. Wird das Kontrastmittel in ein noch weiter lateral gelegenes subkutanes Lymphgefäß gespritzt, so kann es

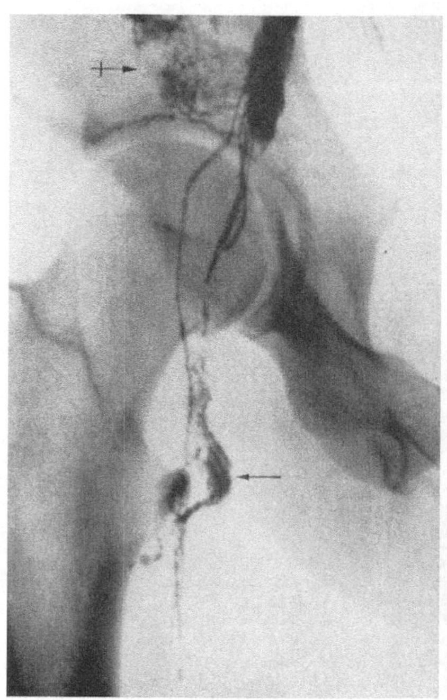

Abb. 12

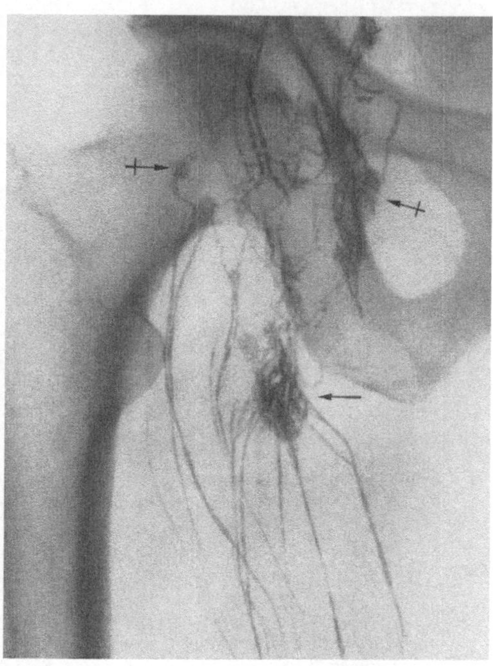

Abb. 13

Abb. 12. Einmündung der Lymphgefäße der Vena saphena parva-Gruppe in tiefe inguinale Lymphknoten (→), deren efferente Lymphgefäße zu den Lymphonodi iliaci externi laterales (+→) ziehen

Abb. 13. *Inguinale Lymphknoten.* Subkutane mediale Lymphgefäße der Vena saphena magna-Gruppe münden in einen Lymphonodus inguinalis superficialis (→) und Lymphonodi inguinales profundi (+→) ein

zur gleichzeitigen Füllung der Lymphgefäße des lateralen Bündels der Vena saphena magna-Gruppe und der Vena saphena parva-Gruppe kommen.

Die Kontrastmittelinjektion in das mediale oder laterale Lymphgefäßbündel der Vena saphena magna-Gruppe führt regelmäßig zur Füllung einer einheitlichen topographischen Anordnung von Lymphgefäßen und Lymphknoten in der Leistengegend, im kleinen Becken und im Retroperitoneum. Beide Lymphgefäßbündel münden in die gleiche Gruppe der Lymphonodi inguinales superficiales inferiores ein (Abb. 13). Einzelne Lymphgefäße können dabei direkt in tiefe inguinale oder sogar in iliakale Lymphknoten eintreten. Die zahlreichen afferenten Lymphgefäße zu den Lymphonodi inguinales superficiales inferiores sind normalerweise sehr zart und teilen sich vor ihrer Einmündung in die Lymphknotensinus in mehrere kleine Ästchen auf.

Die gezielte Kontrastmittelfüllung der Vena saphena parva-Gruppe ist für die lymphographische Tumordiagnostik in der Leistengegend, im kleinen Becken und

Retroperitoneum nicht von Bedeutung, weil dabei, wie schon erwähnt, nur einige wenige tiefe inguinale und iliakale Lymphknoten mit Kontrastmittel gefüllt werden (Abb. 12).

b) Leistengegend und kleines Becken

Die Lymphonodi inguinales superficiales sind in der *Inguinalregion* zwischen Fascia superficialis und Aponeurose gelegen. Entsprechend der Lagebeziehung zur Vena femoralis, wird eine mediale und laterale und in bezug auf das Leistenband eine obere und untere Gruppe unterschieden. Diese Lymphknotengruppen umfassen insgesamt acht bis zwanzig Lymphknoten (Jossifow, 1930), die durch zahlreiche kleine Lymphgefäße untereinander verbunden sind (Abb. 13). Die Lymphonodi inguinales superficiales superiores können von den Extremitäten her lymphographisch nicht dargestellt werden. Ihre lateralen Knoten nehmen nämlich die Lymphgefäße der Bauchwand und die medialen diejenigen des äußeren Genitale und Rektum auf. Ihre efferenten Lymphgefäße münden direkt in die iliakalen Lymphknoten ein. Die Lymphonodi inguinales superficiales inferiores gruppieren sich um das Foramen ovale und bilden die erste Lymphknotenstation der unteren Extremität. Die Großzahl dieser Lymphknoten wird deshalb durch Kontrastmittelinjektion in ein subkutanes Lymphgefäß des Fußrückens lymphographisch sichtbar (Abb. 14). Die aus den Lymphonodi inguinales superficiales austretenden efferenten Lymphgefäße sind breit, haben zahlreiche Klappen und münden zum Teil in kleine Lymphonodi inguinales profundi ein, die aber in 10 bis 25% nicht zur Darstellung gelangen (Abb. 15).

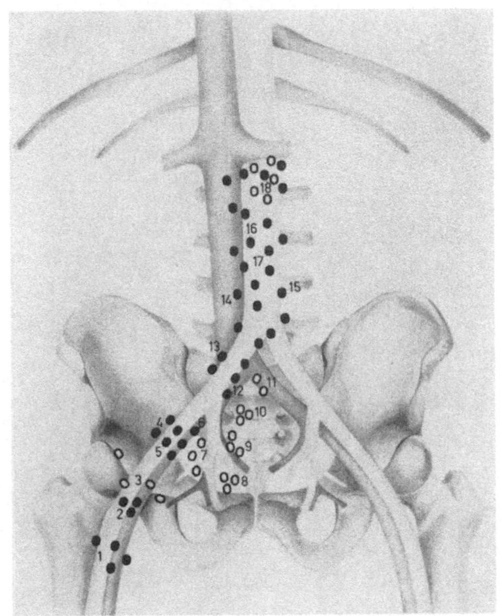

Abb. 14. *Schema der topographischen Anatomie der Lymphknoten in der Leistengegend, im kleinen Becken und Retroperitoneum.* *1* Lnn. inguinales superficiales inferiores. *2* Lnn. inguinales profundi. *3* Lnn. inguinales superficiales superiores. *4* Lnn. iliaci externi laterales superficiales. *5* Lnn. iliaci externi laterales profundi. *6* Lnn. iliaci externi mediales. *7* Lnn. obturatorii. *8* Lnn. glutaei inferiores. *9* Lnn. glutaei superiores. *10* Lnn. sacrales. *11* Lnn. subaortici. *12* Lnn. iliaci communes mediales. *13* Lnn. iliaci communes laterales. *14* Lnn. lateroaortici dextri. *15* Lnn. lateroaortici sinistri. *16* Lnn. praeaortici. *17* Lnn. retroaortici. *18* Lnn. aortici (mit direkten afferenten pelvinen Lymphgefäßen). Schwarz im Lymphogramm sichtbar, weiß im Lymphogramm nicht sichtbar

Im *kleinen Becken* sind Lymphgefäße und Lymphknoten entlang der Arteria iliaca externa angeordnet und bilden, entsprechend der Lagebeziehung zu dieser Arterie, drei Gruppen. Es sind dies eine oberflächliche und tiefe laterale externe iliakale und eine mediale externe iliakale Gruppe (Abb. 14, 15). Die Lymphonodi iliaci externi laterales superficiales umfassen zwei bis vier Lymphknoten, die lateral und ventral der Arteria iliaca gelegen sind. Die Lymphonodi iliaci externi laterales profundi (zwei bis drei Lymphknoten) liegen dorsal der Arteria iliaca externa. Die Lymphonodi iliaci externi mediales mit ein bis vier Lymphknoten befinden sich medial der Arteria iliaca externa. All diese Lymphknoten sind durch zahlreiche Lymphgefäße, vor allem längs, aber auch quer miteinander verbunden, so daß ein Geflecht von Lymphgefäßen um Arteria und Vena iliaca externa entsteht. Weiter proximal werden, entsprechend ihrer Lokalisation um die großen Gefäße, Lymphonodi iliaci communes laterales superficiales und profundi unterschieden. Erstere, die ein bis drei Lymphknoten umfassen, liegen lateral der Arteria iliaca communis, letztere mit ein bis vier Lymphknoten medial dieses Gefäßes.

Gelegentlich kann es zur Kontrastmittelfüllung einiger an der Hinterwand der Fossa lumbalis verlaufenden Lymphgefäße mit eingeschalteten Lymphknoten kommen (Abb. 16). Relativ häufig kann eine nach medial verlaufende Schlinge der medialen externen iliakalen Lymphgefäßgruppe gesehen werden (Abb. 15).

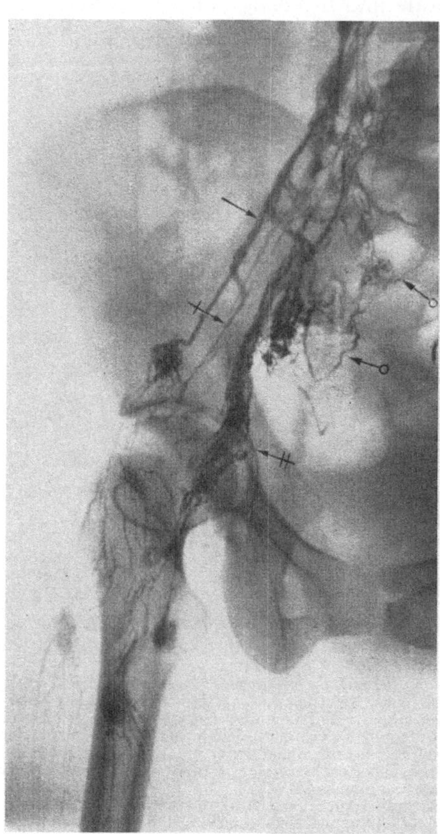

Abb. 15

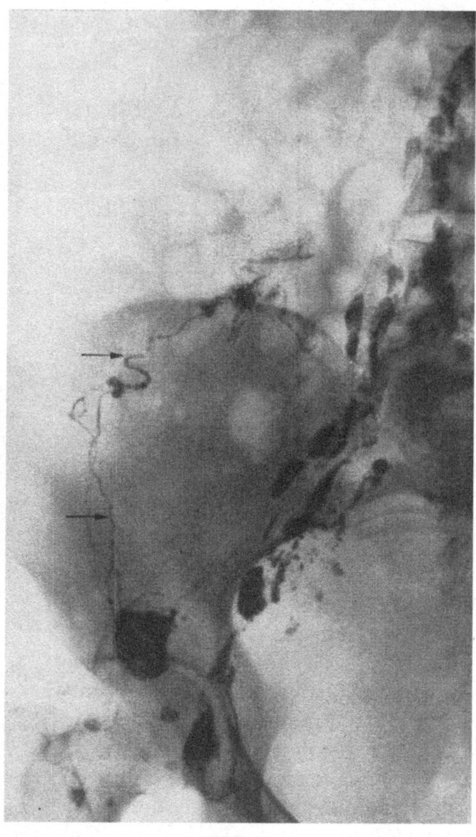

Abb. 16

Abb. 15. *Iliakale Lymphgefäße und Lymphknoten.* Oberflächliche laterale externe iliakale Lymphgefäße →). Tiefe laterale externe iliakale Lymphgefäße (+→). Mediale externe iliakale Lymphgefäße (#→). Nach medial ausladende Lymphgefäßschlinge (o→)

Abb. 16. Kontrastmittelfüllung von Lymphgefäßen und Lymphknoten an der Hinterwand der Fossa lumbalis (→)

Ausnahmsweise stellen sich vereinzelte Lymphgefäße im Bereich des Os pubis dar, die die iliakalen Lymphgefäßplexus auf beiden Seiten miteinander verbinden.

Bei Kontrastmittelinjektion in die Lymphgefäße des Fußrückens werden die entlang der Arteria obturatoria gelegenen Lymphonodi obturatorii nicht mit Kontrastmittel gefüllt (Abb. 14). Lymphonodi obturatorii und die lymphographisch erfaßbaren Lymphonodi iliaci externi mediales werden zusammen als Lymphonodi interiliaci oder Lymphonodi hypogastrici bezeichnet. Auch die Lymphonodi glutei superiores, die an der Abgangsstelle der Arteria glutea superior aus der Arteria iliaca interna gelegen sind sowie die Lymphonodi glutei inferiores, die sich an der Abgangsstelle und entlang der Arteria glutea inferior befinden, lassen sich lymphographisch ebenfalls nicht darstellen. Die Lymphonodi rectales an der

Hinterseite des Rektum, die Lymphonodi parauterini im Ligamentum latum, die Lymphonodi vesicales laterales entlang dem Ligamentum umbilicale laterale und die Lymphonodi vesicales anteriores dorsal der Symphysis ossis pubis im prävesikalen Fettgewebe können durch die Lymphographie ebenfalls nicht sichtbar gemacht werden.

c) Retroperitoneum

Die aus den iliakalen Lymphknoten austretenden efferenten Lymphgefäße bilden um die Aorta abdominalis und Vena cava inferior ein Geflecht, in das

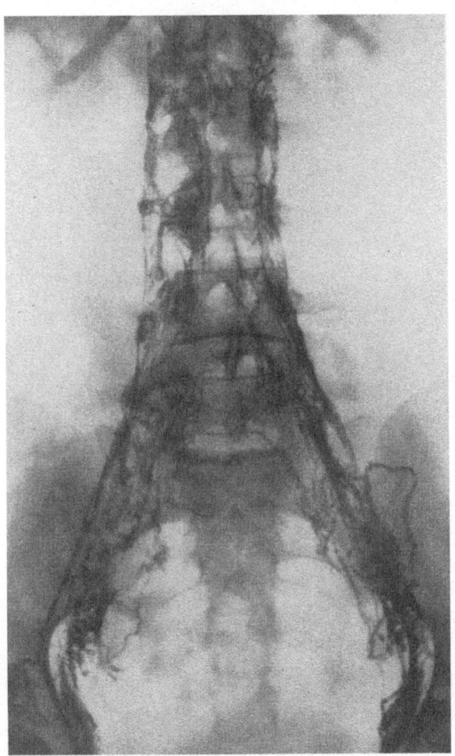
a

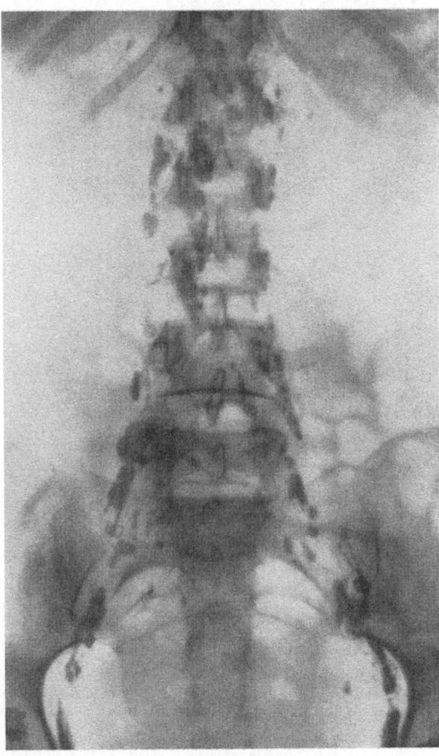
b

Abb. 17 a u. b. *Normales Lymphogramm aortaler Lymphgefäße und Lymphknoten.* a Füllungsphase. b Speicherphase

zwanzig bis dreißig Lymphknoten eingeschaltet sind. Nach Rouvière (1932) können dabei schematisch vier verschiedene Lymphknotengruppen unterschieden werden (Abb. 14, 17):

Lymphonodi prae-aortici: 8 bis 10 Lymphknoten, die ventral auf der Aorta zwischen der Abgangsstelle der Arteria mesenterica inferior und der Arteria coeliaca gelegen sind. Die als Lymphonodi promontorii bezeichneten Lymphknoten im Bereich der Aortenbifurkation gehören ebenfalls zu dieser Lymphknotengruppe.

Lymphonodi latero-aortici sinistri: 5 bis 10 Lymphknoten, die lateral links der Aorta abdominalis liegen.

Lymphonodi retro-aortici: 5 bis 8 Lymphknoten, die sich hinter der Aorta abdominalis befinden.

Lymphonodi latero-aortici dextri: 5 bis 10 Lymphknoten, die lateral rechts der Aorta abdominalis auf der medialen Seite der Vena cava inferior angeordnet sind.

In vereinzelten Fällen kann als anatomische Variation eine kräftige Medianlage der Lymphonodi latero-aortici dextri beobachtet werden, wobei die Lymphknoten den rechten lateralen Rand der Wirbelsäule nicht überdecken (Abb. 18).

Oft stellen sich lymphographisch nur eine, zwei oder drei der aortalen Lymphknotengruppen dar (Abb. 19).

Durch die Lymphographie von der unteren Extremität her werden nicht sämtliche aortalen Lymphknoten mit Kontrastmittel gefüllt. Bei Kontrastmittelinjektion in die Lymphgefäße des Hodens werden nämlich aortale Lymphknoten sichtbar, die nur direkt aus dem Hoden afferente Lymphgefäße aufnehmen (Wallace, 1963, Chiappa et al., 1963).

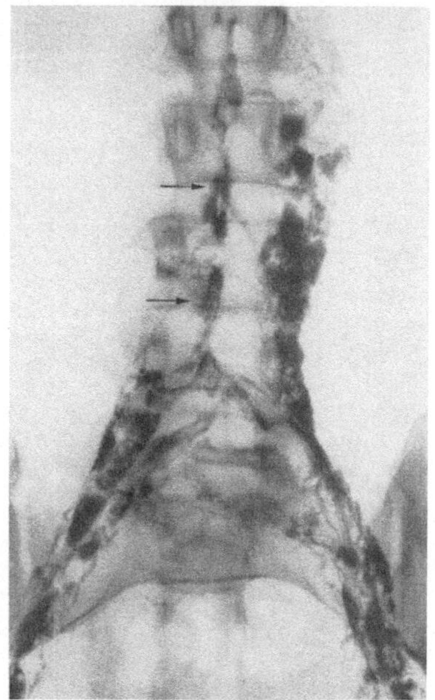
a

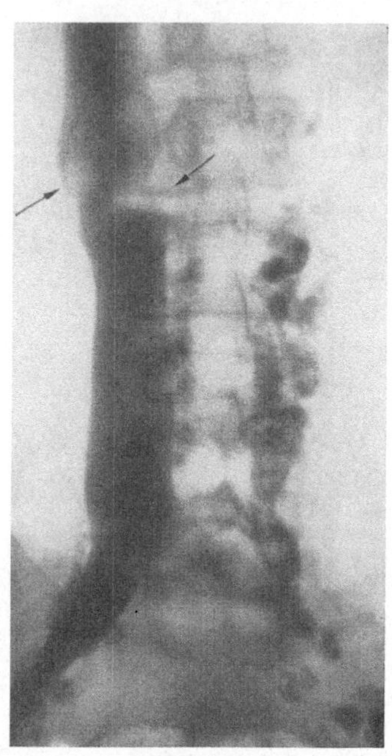
b

Abb. 18a u. b. *Kräftige Medianlage der Lymphonodi latero-aortici dextri.* a Füllungsphase. Lymphonodi latero-aortici dextri (→). b Speicherphase und Kontrastmittelfüllung der Vena cava inferior zur Darstellung der topographisch-anatomischen Verhältnisse. Einmündung der Nierenvenen (→)

Lymphknoten distal des Ursprungs des Ductus thoracicus können nicht mit Kontrastmittel gefüllt werden. Bei tiefem Abgang des Ductus thoracicus sind deshalb alle hochgelegenen aortalen Lymphknoten im Lymphogramm nicht sichtbar (Abb. 20).

Hie und da sind jedoch einzelne proximal gelegene Lymphknoten dem Ductus thoracicus vorgeschaltet.

d) Ductus thoracicus

Die efferenten Lymphgefäße der aortalen Lymphknoten münden proximal in die beiden Trunci lumbales ein, die den Anfangsteil des Ductus thoracicus bilden.

Der *Ductus thoracicus*, dessen topographische Anatomie von Barthels (1909), Jossifow (1930), Rouvière (1932) und Shdanow (1952) eingehend untersucht worden ist, wird in einen abdominalen, thorakalen und zervikalen Abschnitt unterteilt. Sein Kaliber nimmt von kaudal nach kranial zu und ist im oberen thorakalen Abschnitt mit 4 bis 6 mm Durchmesser am kleinsten. Er enthält zahlreiche Klappen, welche die zentripetale Richtung der Lymphzirkulation gewährleisten.

Der *abdominale Abschnitt des Ductus thoracicus* wird durch die Vereinigung der beiden Trunci lumbales und der lymphographisch normalerweise nicht sichtbaren Trunci intestinales gebildet. Der Ursprung des Ductus thoracicus liegt beim Erwachsenen am häufigsten zwischen dem 12. Brust- und 2. Lendenwirbelkörper (Abb. 21), bei hohem Beginn auf Höhe von BWK 11/BWK 12, bei tiefem auf Höhe von LWK 3/LWK 4 (Abb. 20). Die ampullenförmige Erweiterung des Anfangsabschnittes des Ductus thoracicus die Cisterna chyli ist beim Menschen nicht

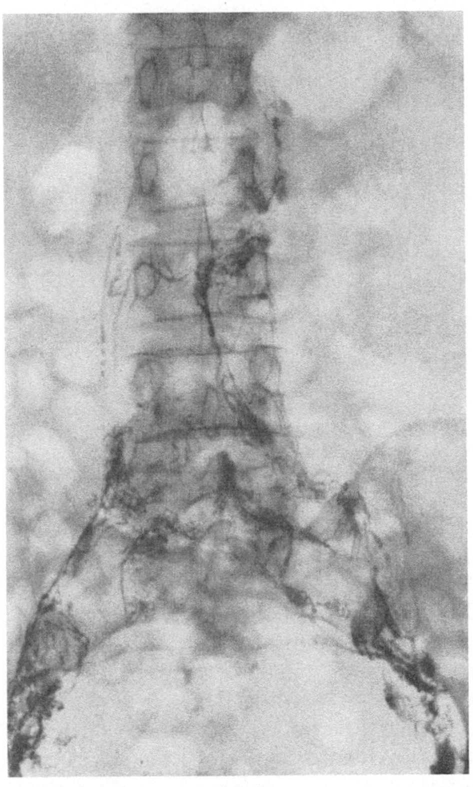

Abb. 19

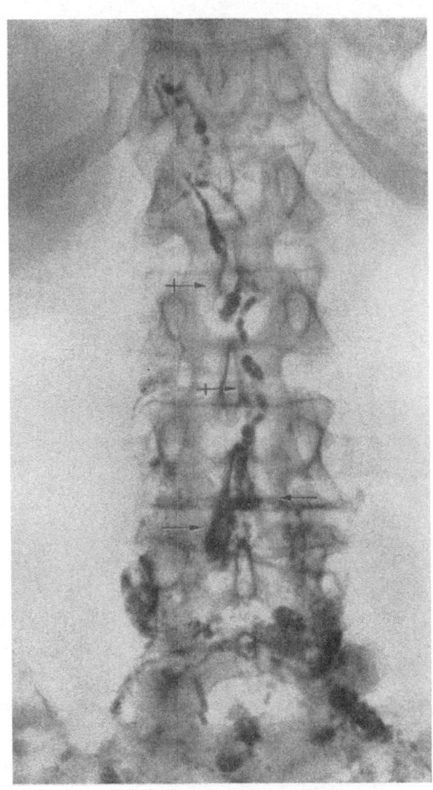

Abb. 20

Abb. 19. *Kontrastmittelfüllung einer einzigen aortalen Lymphknotengruppe*, wahrscheinlich der Lymphonodi praeaortici

Abb. 20. *Tiefer Ursprung des Ductus thoracicus* auf Höhe von LWK 3. Trunci lumbales (→). Sehr lange perlkettenartige Cysterna chyli (+→)

immer vorhanden. Nach den Untersuchungen von SHDANOW (1952) kann nur in 47% eine Cisterna chyli im klassischen Sinn gefunden werden. In 11% sind nur ampullenartig erweiterte Trunci lumbales vorhanden. Die Cisterna chyli ist gewöhnlich 3 bis 4 cm lang und bis 1,5 cm breit, kann aber bis 8 cm messen (Abb. 20) oder nur 0,5 cm breit sein (ROUVIÈRE, 1932). Ihre Form ist nach JOSSIFOW (1930) konisch, spindlig, ampullär oder perlenkettenartig (Abb. 21).

Der *thorakale Abschnitt des Ductus thoracicus* liegt zu Beginn im hinteren Mediastinum rechts der Aorta, wendet sich auf halber Höhe der Brustwirbelsäule nach links und kommt dabei hinter die Aorta thoracica zu liegen (Abb. 22). Zwischen Arteria subclavia sinistra und Oesophagus verläßt der Ductus thoracicus den Thoraxraum. Dieser topographisch-anatomische Verlauf findet sich nach SHDANOW (1952) in ungefähr 60% der Fälle. In etwa 30% ist neben dem Hauptstamm des Ductus thoracicus noch ein linksseitiger Ductus hemithoracicus vorhanden. Gelegentlich kommt ein doppelter Ductus thoracicus vor, der sich in zwei

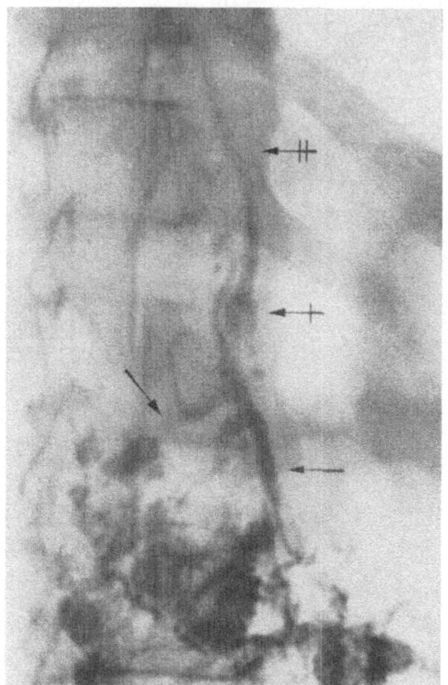

Abb. 21. *Normaler Ursprung des Ductus thoracicus* auf Höhe von LWK 1. Trunci lumbales (→), Cysterna chyli (+→), Ductus thoracicus (ǂ→)

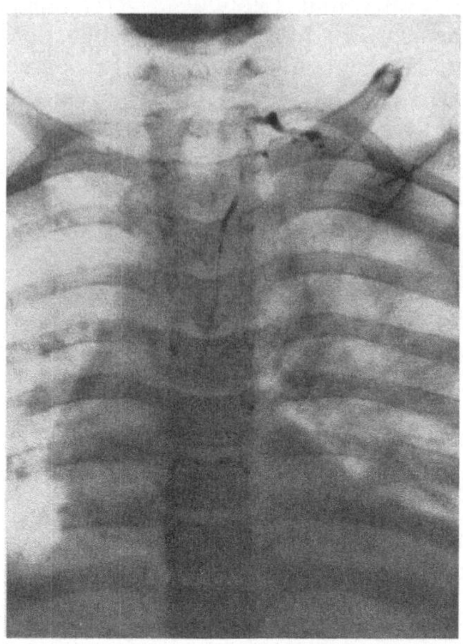

Abb. 22. *Typischer Verlauf des thorakalen Abschnittes des Ductus thoracicus* eines 10jährigen Knaben. Zweiteilung der Pars cervicalis und Vereinigung der beiden Äste vor der Einmündung in die Vena subclavia

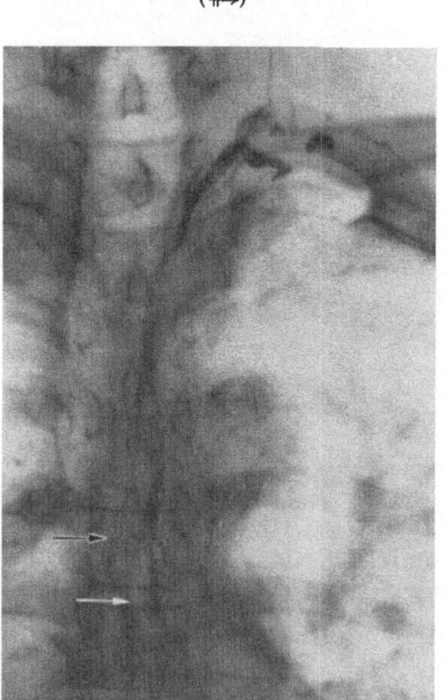

Abb. 23. *Aufspaltung des Ductus thoracicus* auf Höhe von BWK 6/7 mit Einschaltung von zwei Lymphknoten (→). Einmündung der Pars cervicalis mit zwei getrennten Ästen in den Venenwinkel

voneinander unabhängige, zu beiden Seiten der Aorta verlaufende Äste aufteilt. Häufig ist der Ductus thoracicus nur auf Höhe von BWK 7/BWK 8 in zwei Stämme gespalten. Diese Spaltung nimmt oft die Form eines Geflechtes an, in das ein bis zwei Lymphknoten eingeschaltet sind (Abb. 23).

Lymphgefäße und Lymphknoten des Mediastinums, die auf beiden Seiten je aus zwei Hauptstämmen, den Trunci mediastinales posteriores et anteriores und mammarii interni bestehen, werden normalerweise durch die Lymphographie nicht dargestellt. In seltenen Fällen kommt es jedoch zu einer Kontrastmittelfüllung von Lymphknoten des vorderen Mediastinum vom Ductus thoracicus aus, da diese zu kleineren Verzweigungen desselben in Verbindung stehen (Abb. 24).

Der *zervikale Abschnitt des Ductus thoracicus* verläuft von der oberen Thoraxapertur schräg bogenförmig nach ventral zum Trigonum subclaviae und mündet dort in das Venensystem ein. In etwa 27% findet sich ein einziger Lymphkanal (Abb. 25), in 32% teilt sich der Ductus thoracicus in zwei Stämme, die sich vor der Einmündung in die großen Venen wieder vereinigen (Abb. 22). In etwa 18% treten die beiden Äste getrennt in die großen Venen über (Abb. 23). Dabei kann die Einmündung gelegentlich auch bilateral erfolgen (Abb. 25). Der zervikale Abschnitt des Ductus thoracicus kann sich auch in mehrere kleine Äste aufteilen, die durch zahlreiche Ostien in die Venen einmünden. Der Ductus thoracicus mündet

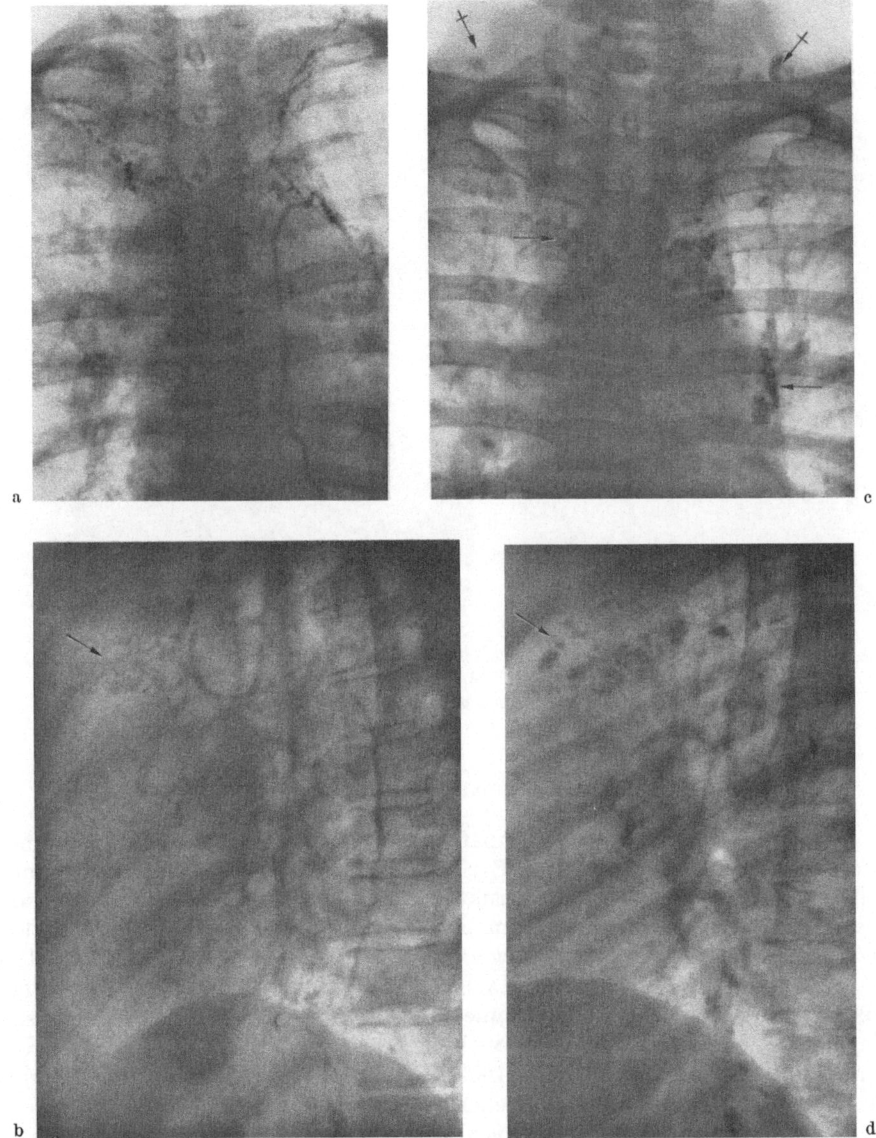

Abb. 24 a–d. *Kontrastmittelfüllung mediastinaler* (→) und *supraclaviculärer Lymphknoten* (+→) bilateral über einen in mehrere gewunden verlaufende Äste aufgeteilten Ductus thoracicus. a (a–p). Füllungsphase. b (a–p). Speicherphase. c seitl. Füllungsphase. d seitl. Füllungsphase

in die Vena jugularis interna, den Angulus venosus, seltener in die Vena subclavia oder Vena anonyma ein. Eine ampullenartige Erweiterung des Endabschnittes des Ductus thoracicus mit ein bis zwei Klappen kann nach SHDANOW (1952) nur in etwa 50% der Fälle beobachtet werden (Abb. 25). Fehlt diese, so zeigt der

Ductus thoracicus vor seiner Einmündung in die Venen einen spiralig gewundenen Verlauf (Abb. 22). In seinem zervikalen Abschnitt steht der Ductus thoracicus oft mit einigen supraklavikulären und zervikalen Lymphknoten in Verbindung, die sich bei der Lymphographie mit Kontrastmittel füllen (Abb. 25). Dabei können auch Lymphknoten der rechten oder sogar beider Seiten im Röntgenbild sichtbar werden (Abb. 24).

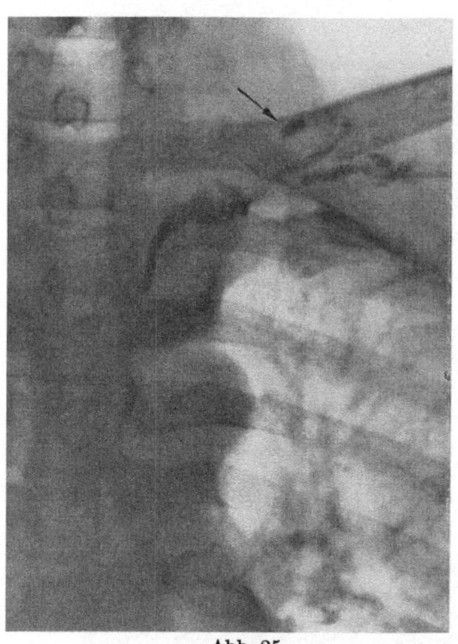

Abb. 25

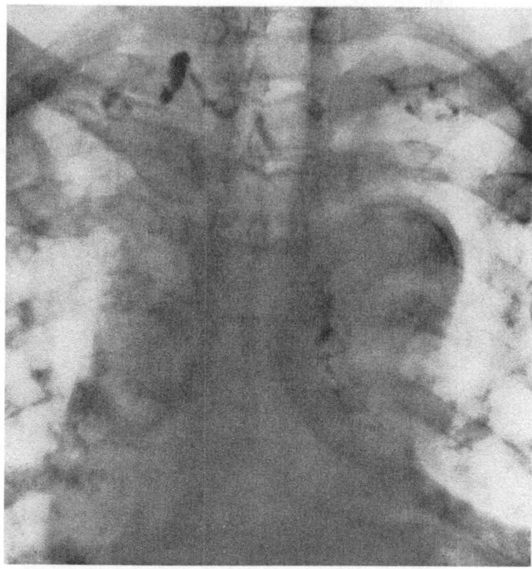

Abb. 26

Abb. 25. *Ampullenartige Erweiterung des Ductus thoracicus* bei seiner Einmündung in die Vena subclavia. Supraclaviculäre Lymphknoten stehen mit dem Ductus thoracicus in Verbindung (→)

Abb. 26. *Bilaterale Einmündung des Ductus thoracicus* in die großen Venen

2. Spezielle Röntgenanatomie der Lymphknoten

Während die topographische Anatomie der Lymphgefäße und Lymphknoten in der Leistengegend, im kleinen Becken und im Retroperitoneum recht einheitlich ist, sind Größe, Form und Struktur der Lymphknoten sehr unterschiedlich. Die folgende Beschreibung der normalen Histologie der Lymphknoten stützt sich im wesentlichen auf die grundlegenden Darstellungen von Hellman (1943), Yoffey und Courtice (1956), Marshall (1956), Leiber (1961) und Cottier (1963). Die spezielle Röntgenanatomie normaler Lymphknoten ist bis heute schon von Fuchs und Böök-Hederström (1961, 1964), Fischer et al. (1962), Ditchek et al. (1963), Arvay und Picard (1963), Rüttimann und Del Buono (1964) und Pujol und Lamarque (1964) eingehend beschrieben worden.

Normale Lymphknoten sind verschieden groß und je nach topographisch-anatomischer Lage rund, oval, länglich oder bohnenförmig mit einer Einbuchtung im Lymphknotenhilus. Ihre Größe hängt von der funktionellen Belastung, der Konstitution und vom Lebensalter ab und schwankt zwischen 1 bis 30 mm im Durchschnitt. Anatomisch sind die Lymphknoten von einer bindegewebigen Kapsel umgeben, an die sich gegen innen zu der mit Uferzellen ausgekleidete Randsinus anschließt. Von diesem gehen hiluswärts die Intermediärsinus ab, die im Hilus in die Terminalsinus einmünden. Durch diese Lymphsinus werden Rindensubstanz und Markstränge des Lymphknotens in mehrere Abschnitte unterteilt. Alle Lymphsinus sind von einem zellig-faserigen Maschenwerk, dem Sinusretikulum ausgefüllt. Dieses besteht aus sternförmigen Retikulumzellen, die untereinander und mit den Uferzellen der Sinuswände in Verbindung stehen. Das lymphatische Gewebe der Lymphknoten ist ebenfalls in ein Retikulum eingelagert. Dabei werden Rinden- und Marksubstanz unterschieden. In der Rindensubstanz liegen die Lymphfollikel, in denen sich, mit Ausnahme bei der Lymphknotenstruktur beim Neugeborenen, deutlich abgegrenzt durch einen Wall von Lymphozyten die Keimzentren befinden. Die Lymphfollikel sind von der Kapsel durch den Randsinus und gegeneinander durch die Intermediärsinus abgetrennt. In den Marksträngen ist das lymphatische Parenchym (ASCHOFF) diffus angeordnet, doch kommen auch hier vereinzelte Lymphfollikel vor.

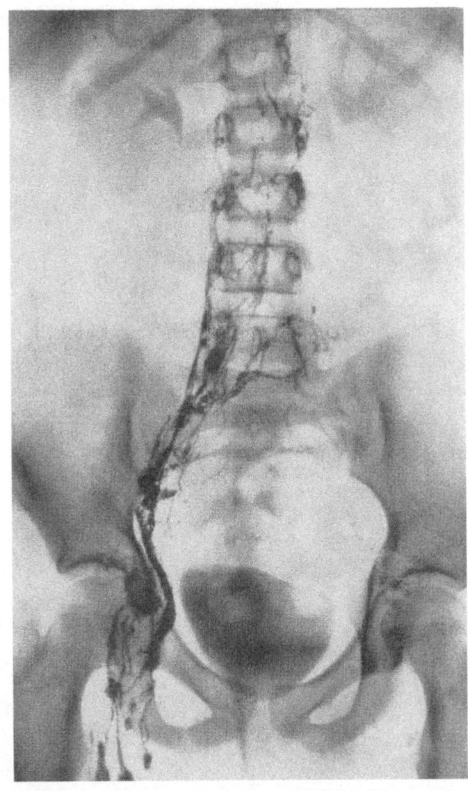

Abb. 27. *Beidseitige Kontrastmittelfüllung der aortalen Lymphknoten bei unilateraler Kontrastmittelinjektion*

Bei der *Lymphographie* entsteht durch kontinuierliche Kontrastmittelinjektion eine gleichmäßige, ununterbrochene Füllung der Lymphgefäße und Lymphknoten in der Leistengegend, im kleinen Becken und im Retroperitoneum. Bei einseitiger Injektion von öligem Kontrastmittel kommt es in ungefähr einem Viertel aller Normalfälle zur beiderseitigen Kontrastmittelfüllung der aortalen Lymphgefäße und Lymphknoten (Abb. 27).

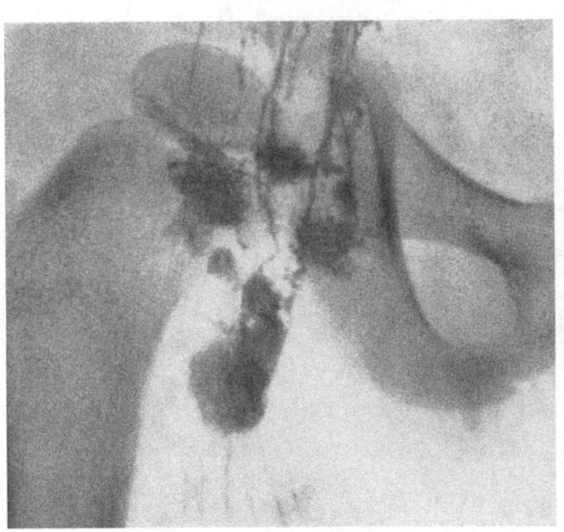

a

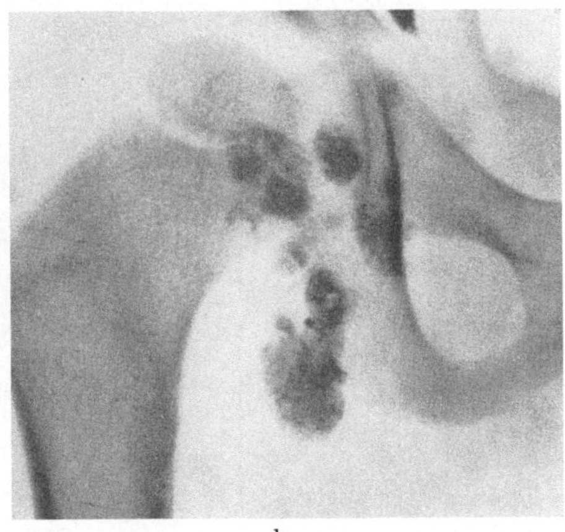

b

Abb. 28a u. b. *Normales Lymphogramm eines inguinalen Lymphknotens* (3jähriger Knabe). a Füllungsphase. b Speicherphase. Zahlreiche gleichmäßig verteilte rundliche Füllungsdefekte der Lymphfollikel. Feintropfige Speicherstruktur

Röntgenaufnahmen unmittelbar am Ende der Kontrastmittelinjektion zeigen die sog. *Füllungsphase*, in der Lymphgefäße und Lymphknoten mit Kontrast-

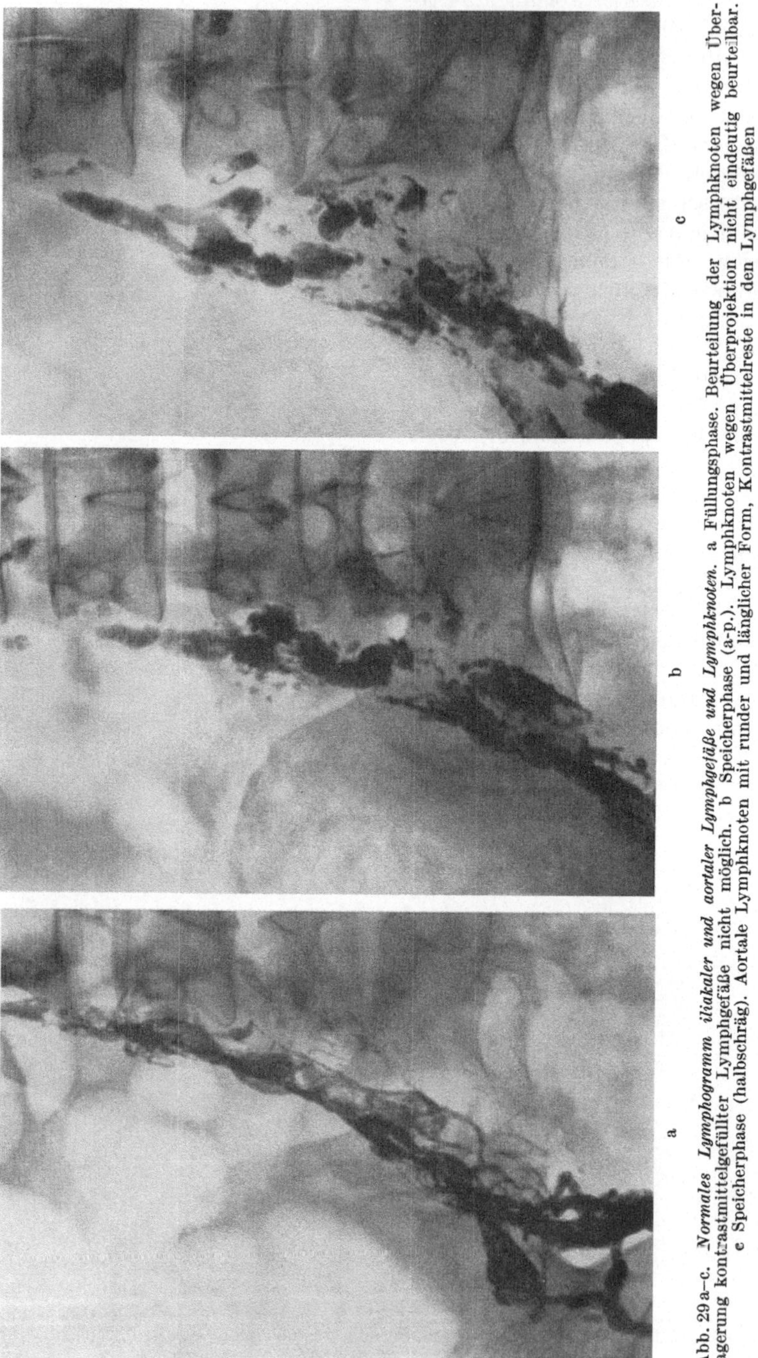

Abb. 29a–c. *Normales Lymphogramm iliakaler und aortaler Lymphgefäße und Lymphknoten.* a Füllungsphase. Beurteilung der Lymphknoten wegen Überlagerung kontrastmittelgefüllter Lymphgefäße nicht möglich. b Speicherphase (a-p.). Lymphknoten wegen Überprojektion nicht eindeutig beurteilbar. c Speicherphase (halbschräg). Aortale Lymphknoten mit runder und länglicher Form, Kontrastmittelreste in den Lymphgefäßen

mittel gefüllt sind (Abb. 28a, 29a, 30a). Das Kontrastmittel tritt über afferente Lymphgefäße in den Randsinus der Lymphknoten ein. Von dort fließt es in die

Intermediärsinus, die den Lymphknoten als feine Kanäle radiär gegen den Lymphknotenhilus durchlaufen. Aus den Terminalsinus des Lymphknotenhilus

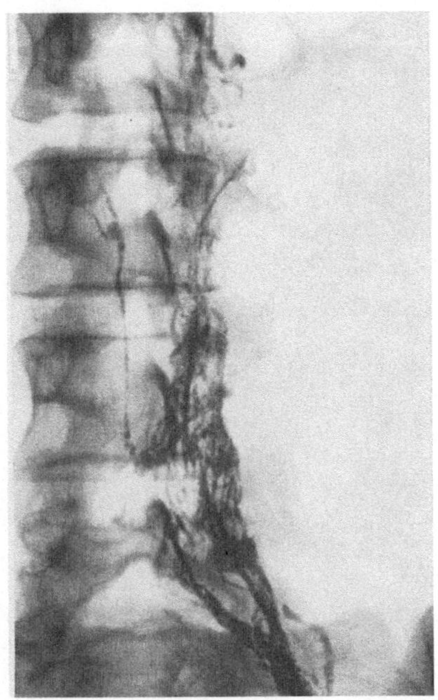

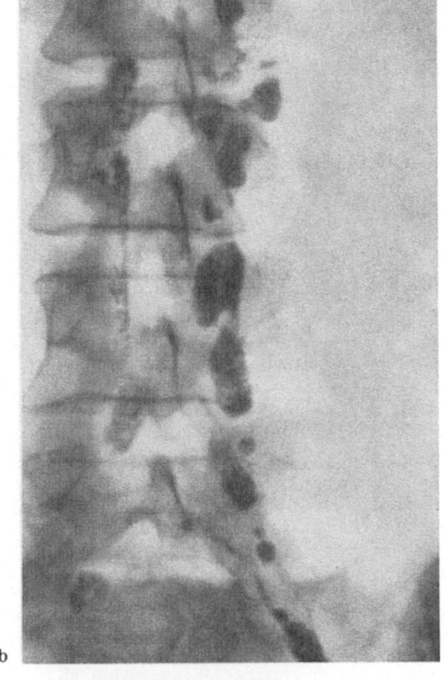

Abb. 30a–c. *Normales Lymphogramm aortaler Lymphgefäße und Lymphknoten.* a Füllungsphase. Das Kontrastmittel tritt größtenteils direkt aus den afferenten Lymphgefäßen über intermediäre Lymphsinus in die efferenten Lymphgefäße über. b Speicherphase 24 Std nach Kontrastmittelinjektion. Längliche und ovale aortale Lymphknoten mit feingranulärer Struktur. c 6 Monate nach Kontrastmittelinjektion sind nur noch vereinzelte Lymphknoten mit Kontrastmittel gefüllt

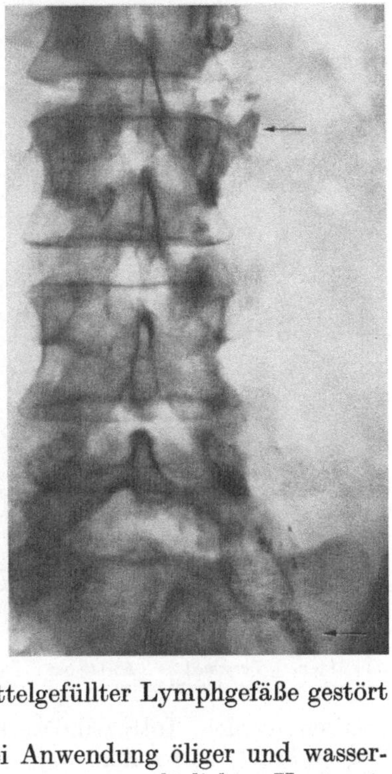

c

entspringen die efferenten Lymphgefäße, die zur nächsten Lymphknotenstation führen. Die efferenten Lymphgefäße sind meistens weniger zahlreich als die afferenten. Die Kontrastmittelfüllung der Lymphknoten erfolgt somit zentripetal vom Randsinus des Lymphknotens gegen den Lymphknotenhilus zu. Zu Beginn der Untersuchung fließt das Kontrastmittel direkt aus den afferenten über wenige intermediäre Lymphsinus in die efferenten Lymphgefäße über, ohne das Lymphknotenparenchym als Ganzes anzufärben (Abb. 29a). Später in der Füllungsphase kommt es jedoch zu einer sehr intensiven Kontrastmittelfüllung des Lymphknotens, wobei kleine pathologische Veränderungen überdeckt werden können. Zudem kann die Beurteilung der Lymphknoten wegen Überlagerung kontrastmittelgefüllter Lymphgefäße gestört sein (Abb. 30a).

Die lymphographische Füllungsphase ist bei Anwendung öliger und wasserlöslicher Kontrastmittel sehr ähnlich. Bei Injektion von wasserlöslichem Kontrastmittel müssen die Röntgenaufnahmen während der Kontrastmittelinjektion erfolgen, da sonst die Struktur der Lymphknoten durch Diffusion des Kontrastmittels verwischt wird. Die Kontrastdichte öliger Kontrastmittel ist im allgemeinen

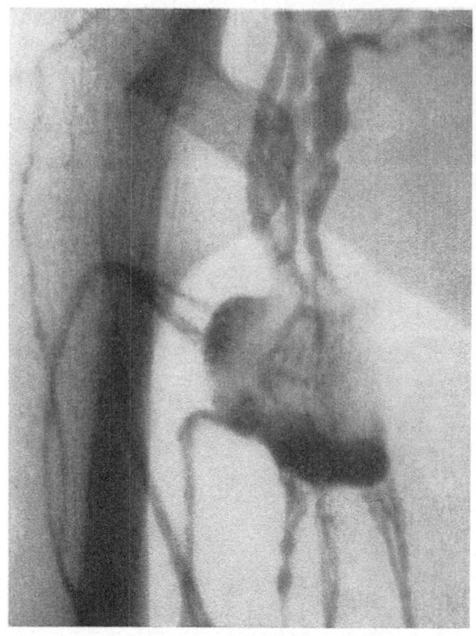

a

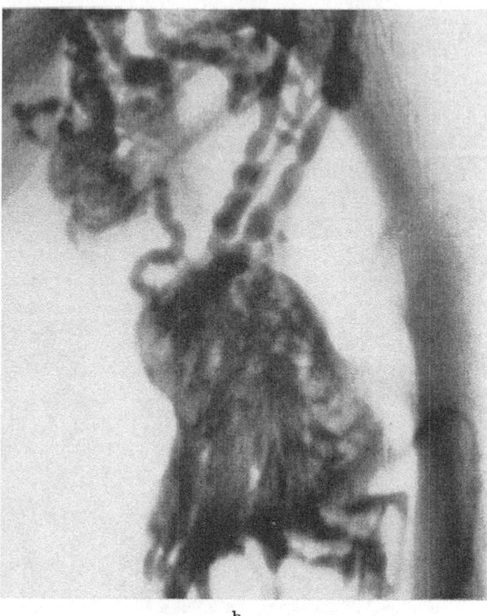

b

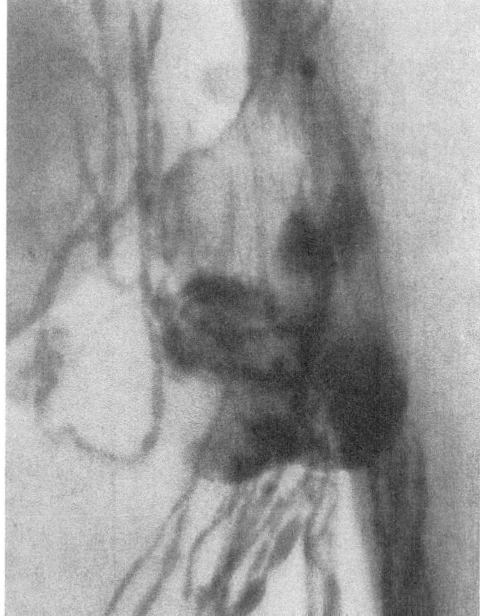

c

Abb. 31a–c. *Verschiedene Formtypen inguinaler Lymphknoten*

größer als diejenige der wasserlöslichen. Infolge Diffusion durch die Gefäßwand können bei Anwendung wasserlöslicher Kontrastmittel nur die inguinalen und iliakalen Lymphgefäße und Lymphknoten lymphographisch dargestellt werden.

In der *Speicherphase*, 3 bis 4 Std nach Beendigung der Injektion von öligem Kontrastmittel, haben sich die Lymphgefäße vollständig entleert und sind nur noch die Lymphknoten mit Kontrastmittel gefüllt (Abb. 28b, 29b, 29c, 30b). Sind die Lymphgefäße während länger als 24 Stunden mit Kontrastmittel gefüllt und nimmt ihre Füllung ein starkes Ausmaß an, so liegt eine Behinderung der Lymphzirkulation vor. In der Speicherphase wird das Kontrastmittel dabei im Lymphknoten von den im Maschenwerk der Sinus gelegenen sog. Sinushistiozyten und im Endothel der Sinus als Tropfen aufgehalten worden. Intrazelluläre Einschlüsse in den Sinushistiozyten sind allerdings spärlich vorhanden, weil nur kleine Mengen von Kontrastmittel von den Zellen phagozytiert werden. Das Kontrastmittel bleibt somit zur Hauptsache während Monaten im Maschenwerk des Lymphknotenretikulums liegen und die Lymphknoten sind in der Regel während vier bis neun Monaten von Kontrastmittel durchsetzt. Der Füllungsgrad nimmt dabei mit der Zeit langsam ab (Abb. 30a). Die Kontrastmittelablagerung ist in den Randsinus und den angrenzenden Partien der Intermediärsinus am stärksten und nimmt gegen den Hilus der Lymphknoten zu ab. Die Struktur der normalen Lymphknoten in der Speicherphase ist homogen und wird durch regelmäßig angeordnete Kontrastmitteltröpfchen, unterbrochen von feinen, rundlichen Füllungsdefekten der Lymphfollikel gebildet. Die Randsinus sind reichlich mit Kontrastmittel gefüllt und bilden die nach außen scharf abgegrenzten Randkonturen des Lymphknotens (Abb. 28b).

Je nach *topographisch-anatomischer Lage* sind Größe, Form und Struktur der Lymphknoten verschieden.

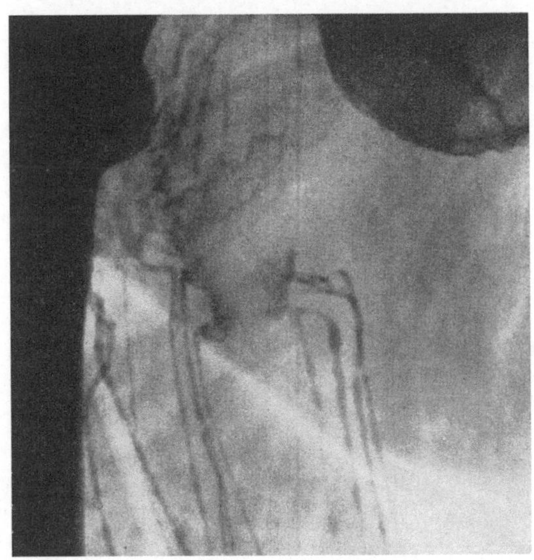

Abb. 32. *Fibrolipomatose eines inguinalen Lymphknotens.* Ausgedehnter Füllungsdefekt im Lymphknotenzentrum. Hufeisenartig angeordnetes Kontrastmittel speicherndes Lymphknotenparenchym in der Peripherie des Lymphknotens

Die *oberflächlichen inguinalen Lymphknoten* zeigen dabei eine ausgeprägte Variation, weil sie als erste regionäre Lymphknotenstation der subkutanen Lymphgefäße der unteren Extremität besonders stark krankhaften Einflüssen ausgesetzt sind (Abb. 31). Häufig ist das lymphatische Gewebe im Zentrum der Lymphknoten im Sinn einer *Fibrolipomatose* durch Binde- und Fettgewebe ersetzt (Fuchs et al., 1960, Fischer et al., 1962, Ditchek et al., 1963). Das lymphatische Gewebe ist dann nur spärlich entwickelt und liegt hufeisenartig um den fibrolipomatösen Hilus. Da nur lymphatisches Gewebe mit Kontrastmittel gefüllt werden kann, kommt bei der Lymphographie im Zentrum des Lymphknotens ein großer Füllungsdefekt zustande (Abb. 32).

Normalerweise sind bei fast allen Patienten auch in den *iliakalen Lymphknoten* mehr oder weniger deutliche Füllungsdefekte verschiedener Größe in den zentralen, aber auch peripheren Abschnitten festzustellen. Diese Füllungsdefekte, deren Verteilung gleichmäßig oder ungleichmäßig sein kann, sind ebenfalls durch zentrale Bezirke von Fibrolipomatose bedingt (Abb. 33) (Fischer et al., 1962, Ditchek et al., 1963, Fuchs, 1964, Rüttimann und Del Buono, 1964). Die Hilusabschnitte können auch bei den iliakalen Lymphknoten vollständig durch fibröses Bindegewebe ersetzt sein, so daß lymphatisches Gewebe nur noch in der Peripherie der Lymphknoten vorhanden ist.

Die *aortalen Lymphknoten* sind meistens länglich oder rund und nur selten bohnenförmig, da der Hilus nicht deutlich hervortritt. Sie messen in der Regel 1 bis 2 cm im Durchmesser, doch sind einzelne Lymphknoten bis zu 4 cm lang (Abb. 29b, 29c, 30b). Die Lymphsinus sind gut entwickelt und breit, was im Lymphogramm eine gefelderte Lymphknotenstruktur hervorruft. Herde von Fibrolipomatose kommen hier, im Gegensatz zu den inguinalen und iliakalen Lymphknoten, selten vor.

Kleine Füllungsdefekte im Lymphknotenhilus können in der Füllungsphase durch efferente Hilusgefäße vorgetäuscht werden. Auf den Röntgenaufnahmen der Speicherphase ist jedoch die richtige Beurteilung solcher Veränderungen leicht möglich.

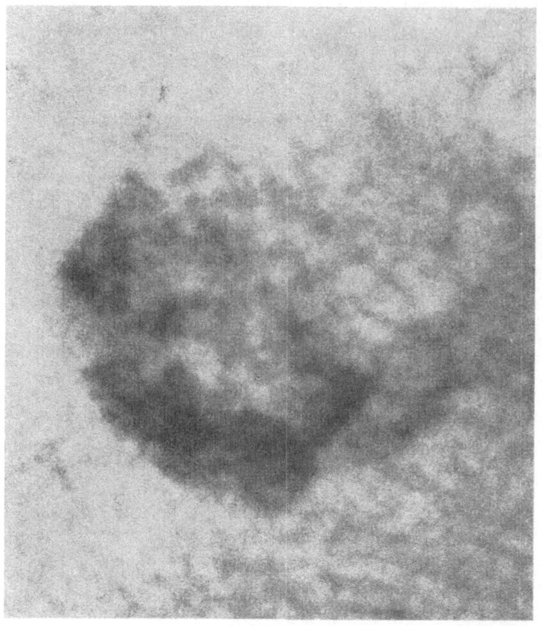

a

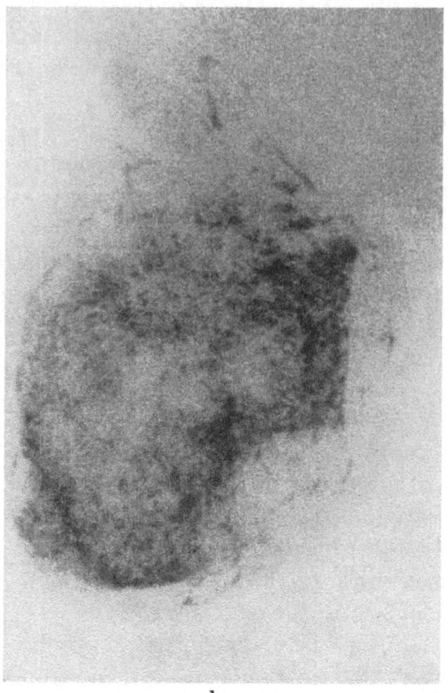

b

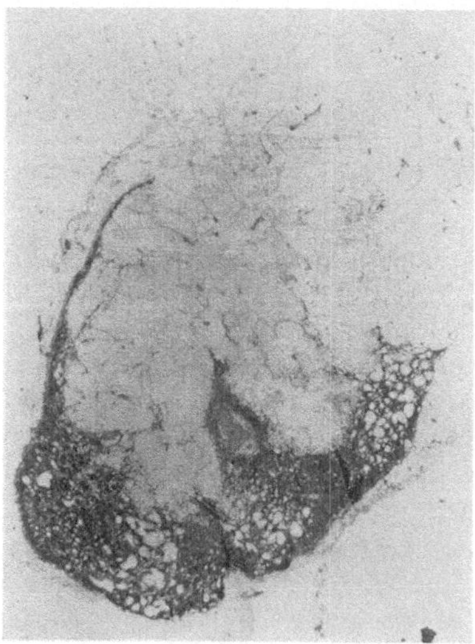

c

Abb. 33 a–c. *Fibrolipomatose eines externen iliakalen Lymphknotens*. a Zentrale und marginale Füllungsdefekte in der Speicherphase des Lymphogramms. b Röntgenaufnahme des exzidierten Lymphknotens. c Histologisches Präparat (Paraffinschnitt, Hämatoxylin-Eosin-Färbung, 10fache Vergrößerung). Die zentralen Lymphknotenabschnitte im Hilusbereich sind durch Binde- und Fettgewebe ersetzt, lymphatisches Gewebe ist nur noch in den Randpartien erhalten geblieben

Durch Überprojektion einzelner Lymphknoten können größere Füllungsdefekte vermutet werden. Röntgenaufnahmen in verschiedenen Richtungen und die Tomographie stellen diese Verhältnisse jedoch eindeutig klar.

Bei *Patienten verschiedener Altersgruppen* konnten keine wesentlichen Unterschiede im Lymphogramm beobachtet werden. Der jüngste Patient dieser Untersuchungsreihe war zweieinhalbjährig, der älteste 81 jährig. Da die Größe der Lymphknoten vor allem von ihrem Funktionszustand abhängt, läßt sich nur schwer beurteilen, ob die Lymphknoten bei Kindern größer sind als bei Erwachsenen oder umgekehrt. Bei Kindern und Frauen sowie bei sehr alten Patienten sind die Lymphgefäße sehr fein und zart. Fibrolipomatöse Herde im Lymphknoten sind bei Erwachsenen viel ausgeprägter. Bei älteren Patienten kann gelegentlich eine leichte Verdrängung der Lymphgefäße durch arteriosklerotisch veränderte, geschlängelte Arterien beobachtet werden.

J. Pathologische Veränderungen

I. Benigne Affektionen der Lymphgefäße und Lymphknoten

1. Entzündliche und reaktive Hyperplasie der Lymphknoten

Entzündliche Lymphknotenveränderungen sind von TJERNBERG (1956, 1959, 1962) tierexperimentell, histologisch und lymphographisch untersucht worden. Hyperplasie des lymphatischen Gewebes und Neubildung von Lymphfollikeln waren dabei die hervorstechendsten histologischen Befunde. Die Hyperplasie des Lymphknotenparenchyms äußert sich in einer allgemeinen Vergrößerung der Lymphknoten. Da Lymphfollikel im Lymphogramm Füllungsdefekte verursachen, führt die Neubildung von Lymphfollikeln zu einer Veränderung der lymphographischen Speicherstruktur der Lymphknoten. Zahl und Größe der Lymphfollikel wechseln je nach Dauer und Intensität der entzündlichen Reaktion. Damit ist auch die lymphographische Speicherstruktur sehr unterschiedlich. Im Lymphogramm ist die normale Form der Lymphknoten erhalten, die Randsinus sind scharf begrenzt und intakt. Die Struktur des Speicherbildes wird, je nach Größe der Lymphfollikel, mehr oder weniger aufgelockert. In allen Fällen zeigt sich jedoch eine harmonische, regelmäßige Anordnung. Große, runde Füllungsdefekte durch große Lymphfollikel können das lymphographische Bild der Lymphknoten vollständig beherrschen (Abb. 34). Meistens ist im Speicherbild der Lymphknoten eine retikuläre Struktur mit kleintropfiger Kontrastmittelablagerung vorhanden. In anderen Fällen wird die Speicherstruktur der Lymphknoten durch grobe Kontrastmitteltropfen gebildet (Abb. 35, 36). Diese verschiedenartigen lymphographischen Befunde der chronisch entzündlich veränderten Lymphknoten sind durch die wechselnde Beziehung

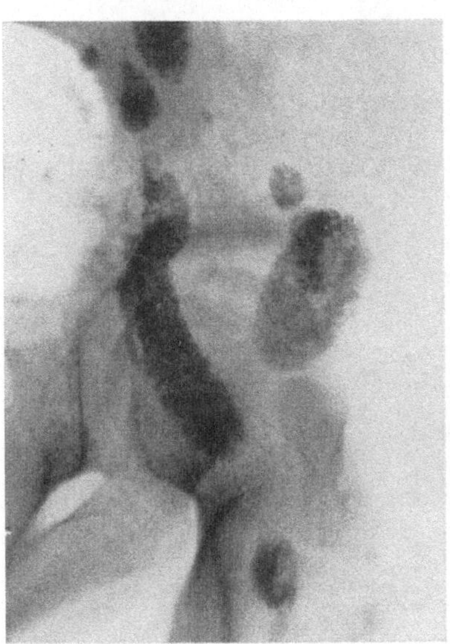

a

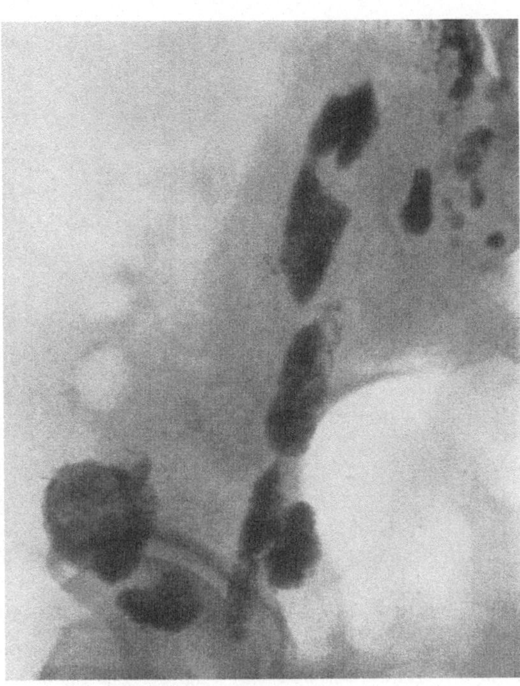

b

Abb. 34a u. b. *Reaktive Hyperblasie iliakaler Lymphknoten.* a Vergrößerte Lymphknoten mit grobtropfiger Speicherstruktur. b Vergrößerte Lymphknoten mit fein- bis grobtropfiger Speicherstruktur

von Lymphfollikelgröße und Breite der Lymphsinus bedingt. Allgemein läßt sich jedoch sagen, daß das Lymphogramm chronisch entzündlicher Lymphknoten der vergrößerten Kopie eines normalen Lymphknotens entspricht (TJERNBERG, 1962).

Analog den tierexperimentellen Untersuchungen von TJERNBERG (1956, 1962) können hyperplastische Reaktionen der Lymphknoten auch im Abflußgebiet von Tumoren festgestellt werden. Sie sind dabei als Reaktion auf entzündliche Reize, möglicherweise antigene Stoffe oder toxische Stoffwechselprodukte der Tumorzellen zurückzuführen. RÜTTIMANN und DEL BUONO (1964) bezeichnen sie als

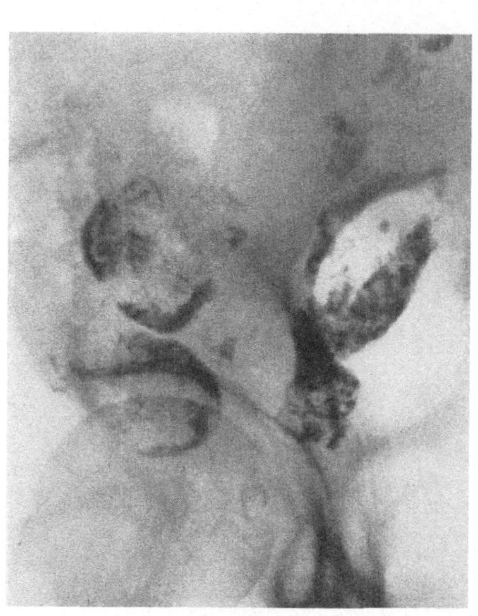

Abb. 35

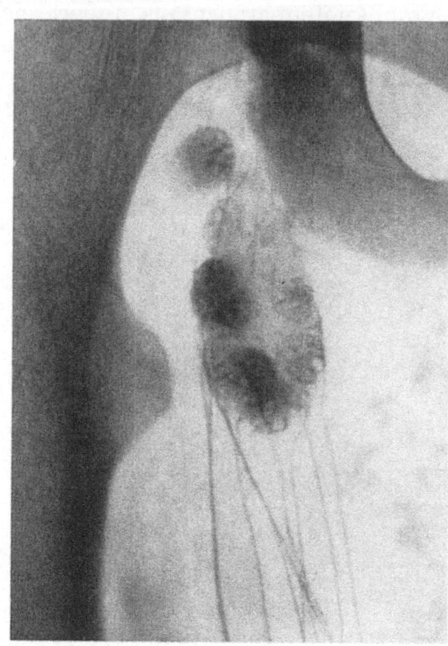

Abb. 36

Abb. 35. *Reaktive Hyperplasie und Fibrolipomatose iliakaler Lymphknoten* (Status nach Resektion eines Ovarialtumors). Grobtropfige Speicherstruktur durch Hyperplasie des lymphatischen Gewebes und große zentrale Füllungsdefekte durch fibrolipomatöses Gewebe

Abb. 36. *Chronische Lymphadenitis.* Vergrößerte oberflächliche inguinale Lymphknoten mit zahlreichen großen rundlichen Füllungsdefekten durch vergrößerte Lymphfollikel

„toxische Hyperplasie". Diese reaktiv hyperplastischen Lymphknoten können auch kleine Karzinommetastasen enthalten, die – wenn sie nicht größer als ein Lymphfollikel sind – nicht als solche erkannt werden. Da karzinomatöse Füllungsdefekte allmählich wachsen, gewährt die röntgenologische Kontrolle solcher Lymphknoten wichtige diagnostische Hinweise.

2. Strahlenreaktion der Lymphgefäße und Lymphknoten

Die Wirkung der Röntgenstrahlen auf Lymphgefäße und Lymphknoten ist lymphographisch von ENGESET (1961, 1963, 1964) an Hand von Experimenten am Popliteallymphknoten der Ratte untersucht worden. Dabei fand der Autor, daß das Kontrastmittel noch 6 bis 9 Monate nach Röntgenbestrahlung mit 3000 r × 1 die Lymphknoten unbehindert passiert. Ein Jahr nach Radiotherapie waren im Lymphogramm jedoch in der Mehrzahl der Fälle Kollateralen zur Umgehung des bestrahlten poplitealen Lymphknotens vorhanden. Der Kollateralkreislauf kam dabei meistens durch Schrumpfung des narbig veränderten subkutanen Gewebes im bestrahlten Gebiet zustande, währenddem die Lymphknoten selbst noch für die Lymphzirkulation durchgängig waren. In anderen Fällen bestand jedoch zusätzlich eine Blockade in den Lymphknoten, in denen bei der histologischen Untersuchung eine Obliteration der Lymphsinus gefunden wurde. LENZI und BASSANI (1963) prüften tierexperimentell mit Hilfe der Lymphographie die Wirkung der Röntgenstrahlen auf die Lymphgefäße des Uterus vom Kaninchen. Dabei konnten sie nur bei Nekrosen eine Unterbrechung der Lymphzirkulation feststellen.

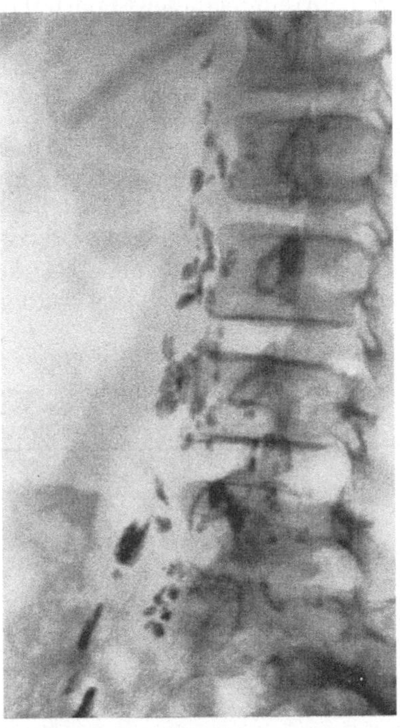

Abb. 37

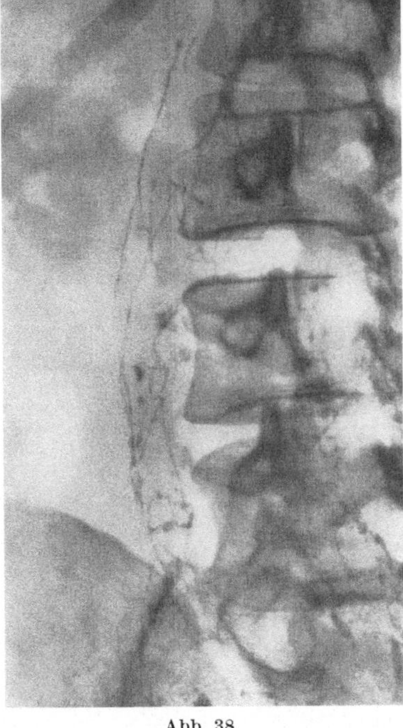

Abb. 38

Abb. 37. *Strahlenfibrose aortaler Lymphknoten* bei einem 9jährigen Mädchen. Zahlreiche kleine rundliche aortale Lymphknoten 52 Tage nach Radiotherapie mit 2500 rh (Elektronen + Gamma)

Abb. 38. *Strahlenfibrose aortaler Lymphgefäße und Lymphknoten* bei einer 32jährigen Patientin mit Lymphogranuloma Hodgkin. Zahlreiche feine, nicht verlagerte gestreckt verlaufende Lymphgefäße und kleine Lymphknoten nach 7500 rl konventioneller Röntgentherapie

Bei den vorliegenden klinischen Untersuchungen war es möglich, die Wirkung der Röntgenstrahlen auf Lymphgefäße und Lymphknoten bei mehreren Patienten im Lymphogramm zu beobachten. Zwei bis drei Monate nach Radiotherapie war meistens eine deutliche Verkleinerung der bestrahlten Lymphknoten, aber keine Behinderung der Lymphzirkulation festzustellen (Abb. 37). In anderen Fällen konnten keine besonderen Veränderungen an Lymphgefäßen und Lymphknoten gesehen werden. Im Laufe der Zeit nimmt die fibrotische Schrumpfung der Lymphgefäße und Lymphknoten zu.

Drei Jahre nach Radiotherapie waren bei einer Patientin mit Lymphogranuloma Hodgkin nur noch sehr kleine Lymphknoten und zahlreiche kleine Lymphgefäße vorhanden. Eine Behinderung der Lymphzirkulation bestand dabei nicht (Abb. 38). Die Röntgenbestrahlung normaler Lymphknoten scheint zu keiner Störung der Lymphzirkulation zu führen. Wird eine Tumorinfiltration radiotherapeutisch behandelt, so kommt es in vielen Fällen zur Obliteration der Lymphgefäße, zur Ausbildung von Kollateralen und zum Lymphödem. Die therapeutische Wirkung der Röntgenstrahlen auf Karzinommetastasen in Lymphknoten und primär maligne Lymphome kann lymphographisch an Hand von Kontrollbildern eindeutig nachgewiesen werden (Abb. 53, 97).

Die bis heute bekannten Ergebnisse lymphographischer Untersuchungen nach Radiotherapie sind noch beschränkt. Eine Aussage über die Dosisabhängigkeit der lymphographischen Veränderungen kann noch nicht gemacht werden. Die systematische Abklärung klinischer Fälle über längere Zeitabstände und zusätzliche experimentelle Studien sind für eine endgültige Beurteilung dieser Frage unbedingt notwendig.

II. Tumormetastasen in Lymphknoten

Der diagnostische Wert der Lymphographie wird weitgehend durch ihre Genauigkeit in der Früherfassung von Tumormetastasen in Lymphknoten im kleinen Becken und Retroperitoneum bestimmt. In fortgeschrittenen Krebsfällen sind Tumormetastasen in Lymphknoten klinisch meistens offensichtlich und können durch röntgenologische Methoden, wie Urographie, Dünndarm- und Kolonuntersuchungen, Beckenphlebographie, Cavo- und Aortographie lokalisiert werden.

Tabelle 1: *Lymphographische Befunde bei 150 Patienten mit malignen Primärtumoren*

	Anzahl der Patienten	Tumordiagnose positiv	Tumordiagnose negativ
Karzinome			
Portio vaginalis uteri	82	14	68
Corpus uteri	4	—	4
Ovarium	7	—	7
Vulva und Vagina	4	—	4
Hoden	15	3	12
Penis	1	—	1
Prostata	1	1	—
Harnblase	11	2	9
Nieren	4	2	2
Rektum	7	—	7
Colon	1	—	1
Magen	1	—	1
Malignes Melanom	7	4	3
Sarkome			
Chondromyxosarkom	1	1	—
Myxosarkom	1	—	1
Neuroblastom	1	—	1
Zellreiches Neurinom	1	1	—
Total	*150*	*28*	*122*

Frühe und damit kleine Metastasenherde in iliakalen und aortalen Lymphknoten werden aber durch diese indirekten röntgendiagnostischen Untersuchungsmethoden nicht erfaßt. Die direkte Darstellung der Lymphgefäße und Lymphknoten durch die Lymphographie bringt dadurch zusätzliche diagnostische Möglichkeiten. Ihr klinischer Wert ist bei 150 Patienten mit Karzinomen in Organen des kleinen Beckens und des Retroperitoneums, malignen Melanomen und Sarkomen geprüft worden (Tabelle 1). Über die dabei gewonnenen Ergebnisse soll im folgenden eingehend berichtet werden.

Die genaue Kenntnis der topographischen Anatomie der regionären Lymphknoten des von einem Karzinom befallenen Organs, in denen Tumormetastasen auftreten können, ist für die richtige Beurteilung der lymphographischen Befunde von großer Bedeutung. Die topographische Anatomie der regionären Lymphknoten wird deshalb für jedes einzelne Organ an Hand der anatomischen Studien von Bruhns, Barthels, Cunéo und Marcille, Jossifow, Rouvière, Reiffenstuhl sowie Ackerman und Del Regato eingehend besprochen.

1. Karzinommetastasen

a) Karzinom der Portio vaginalis uteri

Unsere lymphographischen Untersuchungen über den diagnostischen Wert der Lymphographie zur Erfassung von Karzinommetastasen sind, angeregt durch die klassischen Arbeiten von Collette (1958, 1960) in der Hauptsache bei Fällen von Portiokarzinom vorgenommen worden. Dieser Tumor eignet sich zur Prüfung der Leistungsfähigkeit der Lymphographie besonders gut, weil der Großteil der iliakalen und unteren aortalen Lymphknoten, in denen seine Metastasen auftreten, lymphographisch dargestellt werden kann. Ferner erlauben extraperitoneale Lymphknotenexzision und Wertheimsche Radikaloperation die histologische Kontrolle der lymphographischen Befunde. Über einen Teil der Untersuchungsergebnisse ist schon früher berichtet worden (Fuchs und Böök-Hederström, 1961, 1964, Fuchs, 1962).

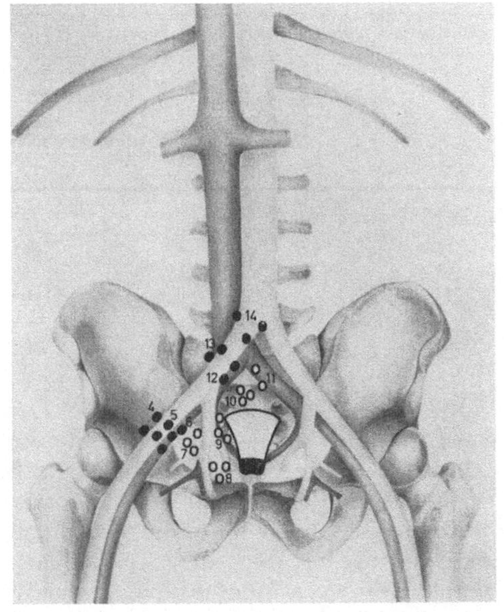

Abb. 39. *Schema der regionären Lymphknoten der Portio vaginalis uteri.* *4* Lnn. iliaci externi laterales superficiales. *5* Lnn. iliaci externi laterales profundi. *6* Lnn. iliaci externi mediales. *7* Lnn. obturatorii. *8* Lnn. glutaei inferiores. *9* Lnn. glutaei superiores. *10* Lnn. sacrales. *11* Lnn. subaortici. *12* Lnn. iliaci communes mediales. *13* Lnn. iliaci communes laterales. *14* Lnn. aortici. Schwarz im Lymphogramm sichtbar, weiß im Lymphogramm nicht sichtbar

Anatomische Grundlagen (Abb. 39): Die in verschiedener Höhe auf beiden Seiten der Cervix uteri abgehenden Lymphgefäße sammeln sich zu acht bis elf klappenreichen Lymphgefäßsträngen. Diese vereinigen sich zu mehreren breiten Lymphgefäßen und ziehen im Ligamentum latum in verschiedener Richtung zu den regionären Lymphknoten. Die wichtigsten Lymphbahnen laufen entlang der Arteria uterina zu den Lymphonodi interiliaci (hypogastrici), einer aus Lymphonodi obturatorii und Lymphonodi iliaci externi mediales gebildeten Lymphknotengruppe im Aufstellungswinkel der Arteria iliaca communis. Ein weiterer wichtiger Lymphabfluß der Cervix uteri erfolgt zu den Lymphonodi glutaei inferiores und Lymphonodi glutaei superiores. Weitere Lymphgefäße münden in die Lymphonodi iliaci communes laterales und proximal in die Lymphonodi iliaci communes mediales und laterales ein. Breite Lymphbahnen ziehen am medialen Rand der parietalen Blutgefäße im kleinen Becken nach proximal zu den Lymphonodi aortici. Weitere Lymphbahnen führen zu den Lymphonodi sacrales und rectales superiores. Lymphographisch lassen sich von diesen regionären Lymphknoten der Portio vaginalis uteri nur die Lymphonodi iliaci externi und communes sowie die Lymphonodi aortici darstellen, während alle anderen Lymphknotengruppen nicht mit Kontrastmittel gefüllt werden.

Eigene Untersuchungen (Tabelle 2): Bei unseren 82 untersuchten Patientinnen wurden in 46 Fällen bilaterale Lymphographien durchgeführt. Bei 36 Fällen erfolgte die Lymphographie nur auf der Seite, auf der klinisch der Verdacht auf Tumorinfiltration bestand. Bei 52 Patientinnen wurde wasserlösliches, bei 28 öliges Kontrastmittel verwendet. In 34 Fällen konnte die röntgenologische Diagnose durch Lymphknotenexzision kontrolliert werden. Bei den restlichen 48 Patientinnen wurden die lymphographischen Befunde mit dem klinischen Verlauf und indirekten radiologischen Untersuchungsmethoden verglichen und auf diese Weise kontrolliert und ausgewertet. Da vor allem die diagnostischen Möglichkeiten der Lymphographie zur Früherfassung von Karzinommetastasen untersucht wurde, umfaßt das Krankengut zur Hauptsache Fälle von Portiokarzinom im Stadium I und II.

Tabelle 2:
Übersicht über die lymphographischen Befunde bei 82 Patienten mit Portiokarzinom

Tumorstadium	Anzahl d. Fälle	Art d. Verikation		Lymphographische Befunde					
				Richtige Diagnose		Fehldiagnosen			Klinische Fehldiagnosen bei lymphographisch positivem Befund
		histologisch	klinisch	positiv	negativ	falsch positiv	falsch negativ	negativ, aber klinisch positiv	
I.	24	12	12		23	1			
II.	39	19	20	5	30	1	2	1	3
III.	14	3	11	5	2			7	2
IV.	5		5	4				1	
Total	82	34	48	14	55	2	2	9	5

In der vorliegenden Serie von 82 Lymphographien wurden in 14 Fällen die richtige Diagnose einer Tumormetastase oder direkten Tumorinfiltration gestellt. 6 dieser Befunde wurden durch extraperitoneale Lymphknotenexzision oder Wertheimsche Radikaloperation und anschließende histologische Untersuchung, 8 durch den letalen Verlauf der Krankheit oder positive Befunde indirekter röntgendiagnostischer Methoden (Urographie, Beckenphlebographie) bestätigt. Drei Lymphogramme waren normal, während bei der Operation maligne Tumorinfiltration in den lymphographisch nicht sichtbaren Lymphonodi obduratorii gefunden wurde. In zwei Fällen wurden lymphographisch Karzinommetastasen diagnostiziert, während histologisch nur fibrolipomatöse Herde in den Lymphknoten vorhanden waren. Neun Lymphographien bei klinisch sehr fortgeschrittenen Fällen von Portiokarzinom zeigten keine pathologischen Veränderungen, obschon palpatorisch eine ausgedehnte Tumorinfiltration bis an die Beckenwand vorhanden war. Bei fünf Fällen, d. h. in ungefähr 6%, wurden im Lymphogramm histologisch oder durch den malignen Krankheitsverlauf verifizierte Lymphknotenmetastasen nachgewiesen, obschon klinisch kein positiver Befund erhoben werden konnte. Von insgesamt 82 Fällen war die lymphographische Diagnose 69mal richtig, während sie 13mal nicht bestätigt werden konnte. Dies entspricht einer Fehlerquote von ungefähr 16%.

Bei den 11 negativen lymphographischen Befunden – alles Patienten im Tumorstadium II und III – waren Karzinommetastasen in den medial im kleinen

Becken gelegenen, lymphographisch nicht sichtbaren Lymphonodi obturatorii und Lymphonodi glutaei superiores und inferiores vorhanden. Die zwei falschen positiven Diagnosen im Lymphogramm kamen wegen der Verwechslung von fibrolipomatösen Herden mit Füllungsdefekten durch Karzinomgewebe zustande. Bei den klinisch negativen Diagnosen mit positivem lymphographischem Befund zeigte das Lymphogramm bei zwei Patientinnen Karzinommetastasen in den der klinischen Untersuchung nicht zugänglichen aortalen Lymphknoten. In drei Fällen waren Tumormetastasen in weit lateral im kleinen Becken gelegenen und damit bei der Palpation nur schwer faßbaren iliakalen Lymphknoten vorhanden. Bei der kritischen Beurteilung dieser Untersuchungsergebnisse muß unbedingt berücksichtigt werden, daß ungefähr zwei Drittel der Fälle mit wasserlöslichem Kontrastmittel lymphographiert wurden. Obschon mit dieser Untersuchungstechnik im allgemeinen eine gute Darstellung der iliakalen Lymphgefäße und Lymphknoten erreicht wird, sind die Fehlerquellen doch größer als bei Anwendung von öligem Kontrastmittel. Zudem können die aortalen Lymphknoten nur bei der Lymphographie mit öligem Kontrastmittel beurteilt werden. Bei Berücksichtigung dieser wichtigen Tatsachen kann deshalb für die Lymphographie mit öligem Kontrastmittel eine weitere Verbesserung der diagnostischen Sicherheit in der Beurteilung von Lymphknotenmetastasen erwartet werden.

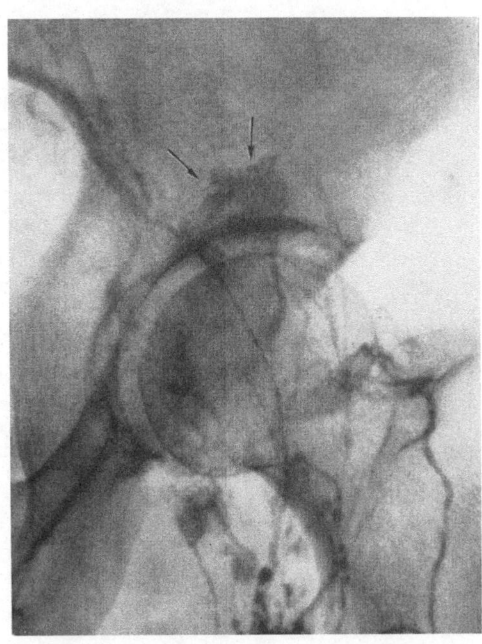

Abb. 40. *Lymphknotenmetastasen bei Portiokarzinom.* Vergrößerter Lymphonodus iliacus externus lateralis mit unregelmäßigen Konturen und Füllungsdefekten in der Lymphknotenperipherie durch Tumorinfiltration (→) (operativ bestätigt)

An Hand von neun ausgewählten Fällen der vorliegenden Untersuchungsreihe soll der diagnostische Wert der Lymphographie zur Abklärung von regionären Lymphknotenmetastasen in klinischem Zusammenhang eingehend besprochen werden.

Eine 44jährige Patientin mit *Plattenepithelkarzinom der Cervix uteri, Stadium II* und Tumorinfiltration ins linke Parametrium, zeigte im Lymphogramm in einem leicht vergrößerten Lymphonodus iliacus externus mit unregelmäßigen Konturen und Füllungsdefekten in den Randsinus Karzinommetastasen, die histologisch bestätigt wurden (Abb. 40).

Die Lymphographie einer 33jährigen Patientin mit *Plattenepithelkarzinom der Cervix uteri, Stadium III* und Tumorinfiltration in die Vagina und Urethra, aber klinisch ohne pathologische Veränderungen in den Parametrien, ergab Karzinommetastasen in einem vergrößerten Lymphonodus iliacus externus lateralis (Abb. 41). Die zahlreichen rundlichen Füllungsdefekte im Lymphknoten waren dabei durch histologisch nachgewiesenes Tumorgewebe bedingt.

Bei einer 64jährigen Patientin mit *Plattenepithelkarzinom der Cervix uteri, Stadium II* war zwei Jahre nach Radiotherapie klinisch ein Tumorrezidiv mit geringer Infiltration des rechten Parametriums festzustellen. Im Lymphogramm fanden sich keine Anhaltspunkte für Tumormetastasen in den iliakalen Lymphknoten rechts, doch zeigte ein vergrößerter Lymphonodus latero-aorticus dextra

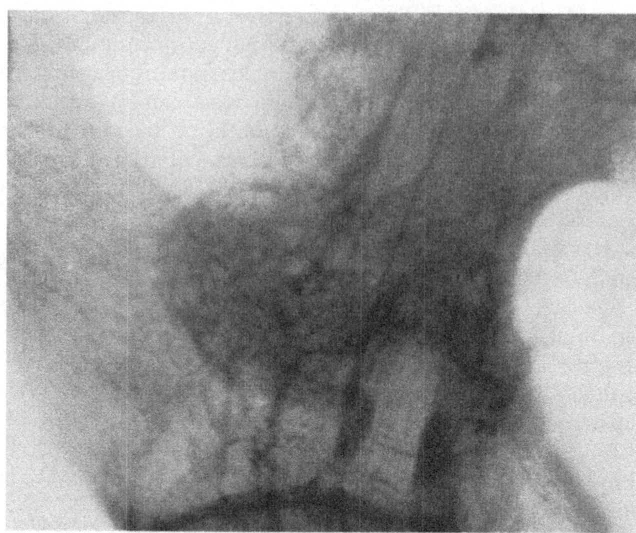

Abb. 41. *Lymphknotenmetastasen bei Portiokarzinom.* Vergrößerter Lymphonodus iliacus externus lateralis mit zahlreichen kleinen rundlichen Füllungsdefekten durch Tumorinfiltration (operativ bestätigt)

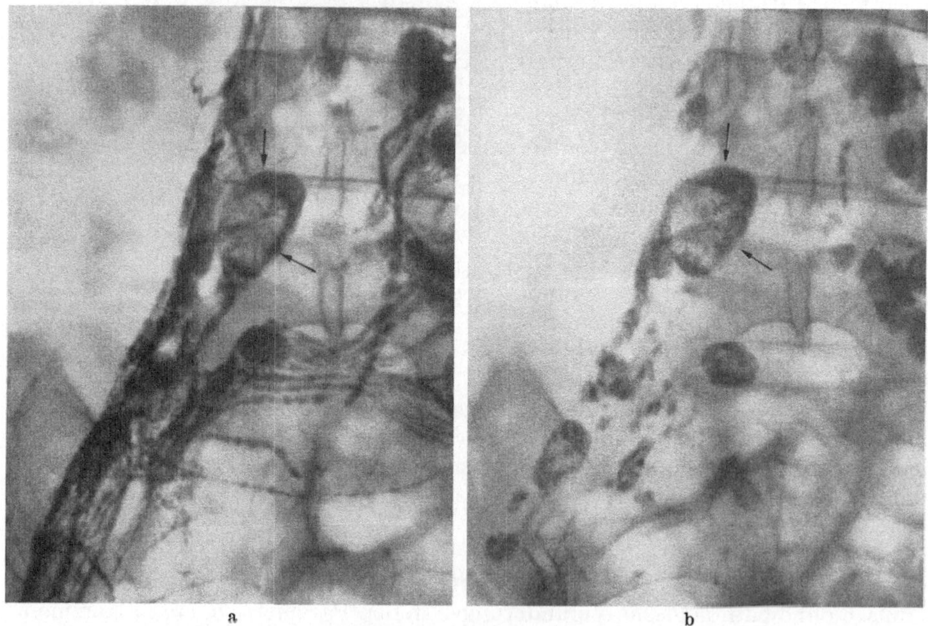

Abb. 42a u. b. *Lymphknotenmetastasen bei Portiokarzinom.* Vergrößerter Lymphonodus latero-aorticus dexter mit ausgedehnten Füllungsdefekten zentral und marginal durch Tumorinfiltration (→). a Füllungsphase. b Speicherphase

auf Höhe von LWK 2 ausgedehnte Füllungsdefekte durch Karzinomgewebe (Abb. 42). Einige Monate später starb die Patientin an den Folgen des infiltrativ wachsenden Tumors.

Bei einer 61jährigen Frau mit *Plattenepithelkarzinom der Cervix uteri, Stadium II* und Infiltration des rechten Parametriums wurde bei der Lymphographie ein Fehlen der Kontrastmittelfüllung der Lymphonodi latero-aortici dextri auf Höhe von LWK 3 infolge vollständiger Tumorinfiltration der dort gelegenen Lymphknoten festgestellt (Abb. 43). Die anschließende extraperitoneale Lymphknotenexzision der iliakalen Lymphknoten ergab regressive Veränderungen in den entfernten Lymphknoten. Aortale Lymphknoten wurden operativ nicht angegangen. Ungefähr ein Jahr nach der Lymphographie fanden sich bei der Sektion ausgedehnte Tumormetastasen in den aortalen Lymphknoten mit Kompression der Vena cava inferior.

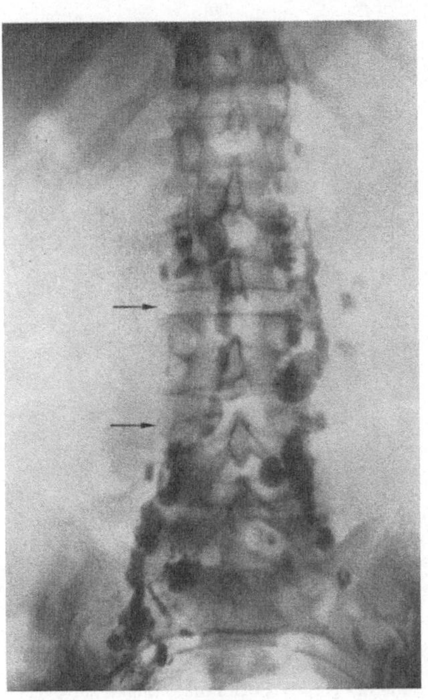

Abb. 43

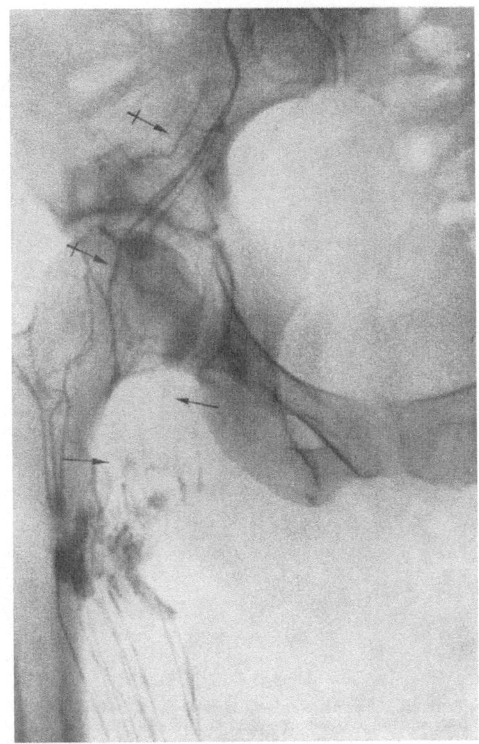

Abb. 44

Abb. 43. *Lymphknotenmetastasen bei Portiokarzinom.* Fehlende Darstellung der Lymphonodi latero-aortici dextri (→) wegen Tumorinfiltration. Lymphknoten distal und proximal davon mit Kontrastmittel gefüllt

Abb. 44. *Lymphknotenmetastasen bei Portiokarzinom.* Vollständiger Unterbruch der medialen externen iliakalen Lymphgefäße (→), wegen Metastasen in Lymphonodi iliaci externi mediales. Kollateralkreislauf über laterale externe iliakale Lymphgefäße (+→) (operativ bestätigt)

Bei einer 34jährigen Patientin mit *Plattenepithelkarzinom der Cervix uteri, Stadium III* mit Infiltration der Vagina, aber ohne klinischen Befall der Parametrien, konnte im Lymphogramm ein vollständiger Verschluß der medialen externen iliakalen Lymphgefäßgruppe durch Tumorinfiltration und ein Kollateralkreislauf über die lateralen externen iliakalen Lymphgefäße nachgewiesen werden (Abb. 44). Bei der Operation waren Tumormetastasen in den Lymphonodi iliaci externi mediales vorhanden, die den lymphographischen Befund eindeutig erklärten.

Bei einer 41jährigen Frau mit *Plattenepithelkarzinom der Cervix uteri, Stadium III* bestand palpatorisch der Verdacht auf Tumormetastasen in den iliakalen Lymphknoten. Das Lymphogramm zeigte denn auch einen vollständigen Unterbruch der lateralen externen iliakalen Lymphgefäße durch Tumorinfiltration.

Ferner war ein Kollateralkreislauf über die medialen externen iliakalen Lymphgefäße sowie die Lymphgefäße der Blasenwand und des perivesikalen Bindegewebes zur Gegenseite vorhanden (Abb. 45). Einige Wochen nach der Lymphographie entstand ein Lymphödem des rechten Beins und traten supraklavikuläre Lymphknotenmetastasen auf.

Im Lymphogramm einer 42 jährigen Patientin mit *Plattenepithelkarzinom der Cervix uteri, Stadium III* mit Tumorinfiltration des linken Parametriums und

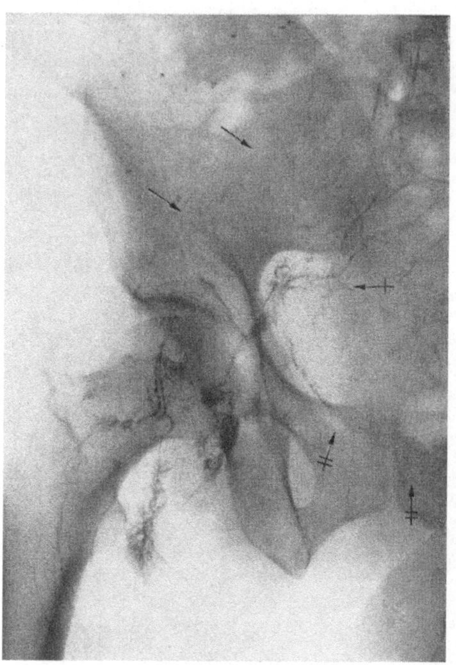

Abb. 45

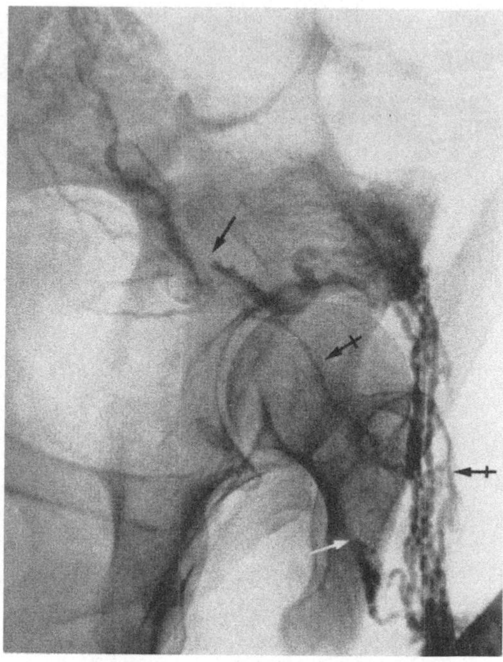

Abb. 46

Abb. 45. *Lymphknotenmetastasen bei Portiokarzinom.* Vollständiger Unterbruch der lateralen externen iliacalen Lymphgefäße wegen Metastasen in den Lymphonodi iliaci externi laterales (→). Kollateralen über mediale externe iliakale Lymphgefäße (+→) und Lymphgefäße der Blasenwand und des perivesikalen Bindegewebes zur Gegenseite (#→)

Abb. 46. *Tumorinfiltration der Parametrien bei Portiokarzinom.* Vollständiger Unterbruch der medialen externen iliakalen Lymphgefäße (→) durch Tumorinfiltration. Kollateralkreislauf über die lateralen externen iliakalen Lymphgefäße (+→). Vergrößerter Lymphonodus iliacus externus lateralis mit kleinen Füllungsdefekten durch Tumorgewebe (#→)

Hydronephrose der linken Niere konnte ein vollständiger Unterbruch der medialen externen iliakalen Lymphgefäßgruppe sowie ein Kollateralkreislauf über die lateralen externen iliakalen Lymphgefäße festgestellt werden. Zudem bestanden Karzinommetastasen in einem vergrößerten Lymphonodus iliacus externus lateralis mit kleinen Füllungsdefekten (Abb. 46).

Eine 47 jährige Patientin mit *Plattenepithelkarzinom der Cervix uteri, Stadium III* und massiver Infiltration des linken Parametriums sowie Hydronephrose der linken Niere zeigte im Lymphogramm einen durch Tumorinfiltration bedingten vollständigen Stop der Lymphzirkulation auf Höhe der externen iliakalen Lymphknoten. Zudem war, neben einem Kollateralkreislauf über die Lymphgefäße der retroperitonealen Bauchwand, ein ausgedehntes Kontrastmittelextravasat in die freie Bauchhöhle des kleinen Beckens vorhanden (Abb. 47).

Ein ähnlicher lymphographischer Befund konnte bei einer 42jährigen Frau mit *Plattenepithelkarzinom der Cervix uteri, Stadium III* und massiver Tumorinfiltration des rechten Parametriums sowie Hydronephrose rechts erhoben werden.

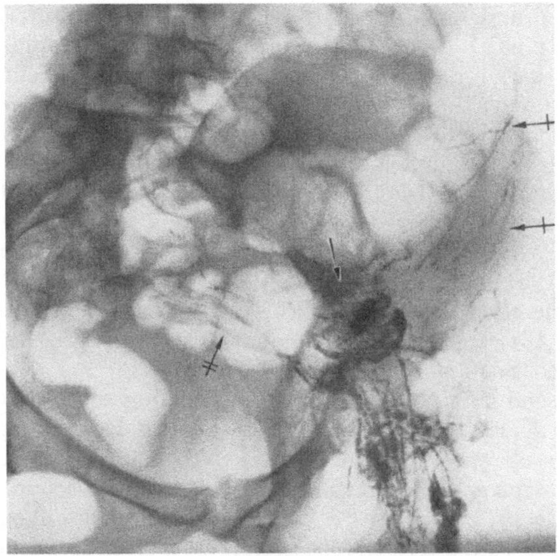

Abb. 47. *Tumorinfiltration bei Portiokarzinom.* Vollständiger Unterbruch der Lymphzirkulation auf Höhe der externen iliakalen Lymphknoten (→) durch Tumorinfiltration. Kollateralkreislauf über Lymphgefäße der retroperitonealen Bauchwand (+→). Kontrastmittelextravasat in die freie Bauchhöhle des kleinen Beckens (#→)

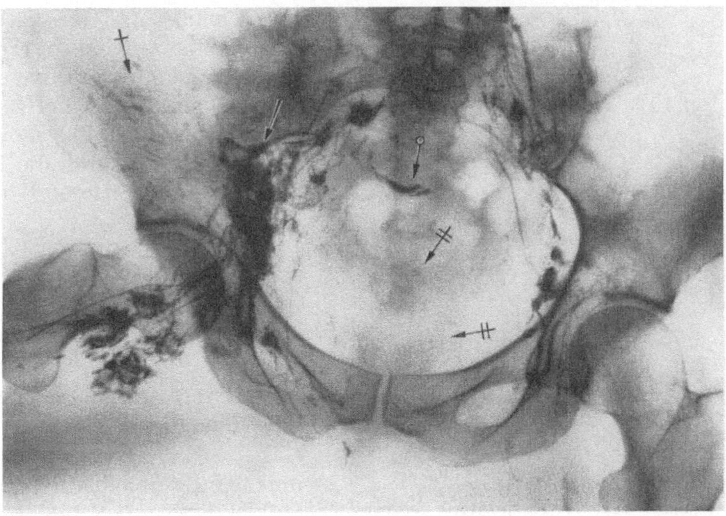

Abb. 48. *Tumorinfiltration bei Portiokarzinom.* Fast vollständiger Unterbruch der Lymphzirkulation auf Höhe der iliakalen Lymphknoten (→) durch Tumorinfiltration. Kollateralkreislauf über Lymphgefäße der hinteren Bauchwand (+→) und Lymphgefäße des Rektum (#→). Kontrastmittelextravasat möglicherweise in das Lumen des Rektum (o→)

Die Blockade der Lymphzirkulation war hier nicht vollständig, doch bildete sich ein Kollateralkreislauf über Lymphgefäße der hinteren Bauchwand und des Rektums. Auch hier bestand ein Kontrastmittelextravasat, wahrscheinlich in das Lumen des Rektums (Abb. 48).

Einzelne lymphographisch untersuchte Fälle von Portiokarzinom sind von LACHAPELLE et al. (1961), BATTEZZATI et al. (1961), RÜTTIMANN und DEL BUONO (1962, 1963), HAHN et al. (1963), CHIAPPA et al. (1963), DIERICK und VAN VAERENBERGH (1963), DARGENT et al. (1963), PAPILLON et al. (1963), v. KEISER und FRISCHBIER (1964), PUJOL und LAMARQUE (1964) sowie ABBES et al. (1964) beschrieben worden. VIAMONTE et al. (1963) geben an, bei 50 lymphographisch untersuchten Fällen von Portiokarzinom elfmal Tumormetastasen festgestellt zu haben. Eine ausführliche Diskussion dieser Ergebnisse fand jedoch nicht statt. DOLAN (1964) fand bei 34 Patientinnen mit Portiokarzinom achtmal einen histologisch verifizierten pathologischen Befund und stellte in zwei Fällen beim Vorliegen einer Fibrolipomatose eine falsche positive Diagnose. Bei einer Patientin mit vollständiger Überwucherung der Lymphknoten durch Tumorgewebe war die lymphographische Diagnose negativ. Als einzige andere Untersuchergruppe haben MOULONGUET-DOLÉRIS et al. (1961), KRITTER et al. (1963), PICARD (1962) und ARVAY und PICARD (1963) eine etwa gleichgroße Zahl von Patientinnen mit Portiokarzinom lymphographiert. Ihre ausführlichen Ergebnisse stimmen grundsätzlich mit unseren Resultaten und Beobachtungen überein.

Zusammenfassend läßt sich sagen, daß die Genauigkeit der Lymphographie in der Diagnose von Karzinommetastasen recht gut ist. Der lymphographische Befund ist allerdings oft erst in fortgeschrittenen Fällen eindeutig, wenn die klinischen Untersuchungen oder Urographie und Kavographie schon positiv sind. Oft kann im Lymphogramm die Diagnose einer Karzinommetastase nur vermutet werden. Bei mehreren unserer Patientinnen ohne klinische Zeichen für pathologische Veränderungen war es andererseits möglich, Tumormetastasen in Lymphknoten durch die Lymphographie eindeutig festzustellen. Die Früherfassung von Lymphknotenmetastasen des Portiokarzinoms wird durch die Lymphographie somit verfeinert und verbessert.

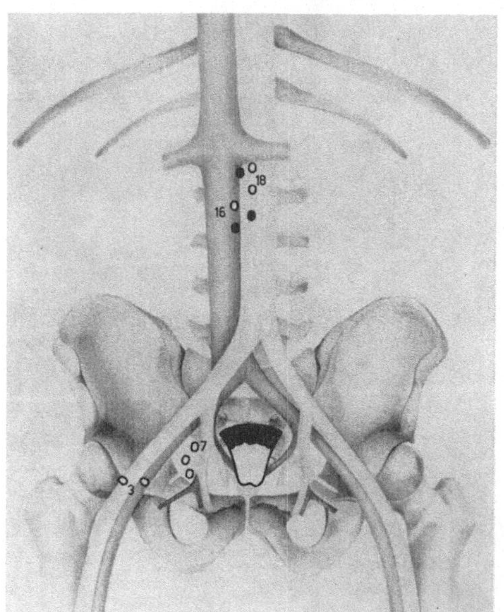

Abb. 49. *Schema der regionären Lymphknoten des Corpus uteri.* *3* Lnn. inguinales superficiales superiores mediales. *7* Lnn. obturatorii. *16* Lnn. praeaortici. *18* Lnn. aortici (mit direkten afferenten pelvinen Lymphgefäßen (schwarz im Lymphogramm sichtbar, weiß im Lymphogramm nicht sichtbar)

b) Karzinom des Corpus uteri

Anatomische Grundlagen (Abb. 49): Der Lymphabfluß aus dem Corpus uteri erfolgt in der Hauptsache über zwei bis drei Lymphgefäße entlang der Arteria uterina zum aus Lymphgefäßen des Ovars gebildeten Plexus subovaricus. Dieser verläuft entlang den Ovarialgefäßen nach proximal und mündet auf Höhe von LWK 2/LWK 3 in die Lymphonodi aortici ein. Einzelne zarte Fundusgefäße ziehen entlang dem Ligamentum teres uteri zu den Lymphonodi inguinalis superficiales, andere im Ligamentum latum zu den obersten iliakalen Lymphknoten. Von der weitaus wichtigsten regionären Lymphknotenstation des Corpus uteri, den Lymphonodi aortici kann aus schon früher erwähnten anatomischen Gründen nur ein Teil von der unteren Extremität her mit Kontrastmittel gefüllt werden.

Eigene Untersuchungen: Bei fünf Fällen von Korpuskarzinom waren in den lymphographisch dargestellten regionären Lymphknoten keine Tumormetastasen nachweisbar. Diese negativen Befunde wurden in der Folge klinisch durch den günstigen Krankheitsverlauf bestätigt.

Von anderen Autoren sind bis jetzt ebenfalls nur vereinzelte lymphographisch abgeklärte Fälle von Karzinom des Corpus uteri publiziert worden. WALLACE et al. (1962) beschrieben einen Fall von Adenokarzinom des Uterus mit Tumormetastasen in iliakalen Lymphknoten und Blockade der Lymphzirkulation mit Kollateralkreislauf. HAHN et al. (1963) zeigten ein Lymphogramm mit Füllungsdefekten durch Tumormetastasen in vergrößerten iliakalen Lymphknoten beidseits. VIAMONTE et al. (1963) schreiben, ohne auf die erhobenen pathologischen Befunde einzugehen, daß sie bei fünf Patientinnen dreimal lymphographisch Tumormetastasen finden konnten. ABBES et al. (1964) fanden bei einer Patientin mit Korpuskarzinom operativ bestätigte Tumormetastasen in iliakalen Lymphknoten, in einem anderen Fall aber nur reaktive Lymphknotenveränderungen. DOLAN (1964) berichtet über 4 lymphographisch positive verifizierte Fälle mit retroperitonealen Lymphknotenmetastasen, eine Patientin mit normalem Befund und über eine falsche positive Fehldiagnose.

Die bisherigen Erfahrungen in der lymphographischen Abklärung von Tumormetastasen des Korpuskarzinoms sind zu beschränkt, um endgültige Folgerungen für die praktische Anwendung der Lymphographie bei dieser Tumorart zu gestatten. Immerhin läßt sich aus der topographisch-anatomischen Lage der regionären Lymphknoten ableiten, daß pathologische Veränderungen im Lymphogramm erst bei fortgeschrittenen Fällen von Korpuskarzinom nachgewiesen werden können. Zudem entwickelt sich das Korpuskarzinom meisten sehr langsam und metastasiert in der Regel erst spät.

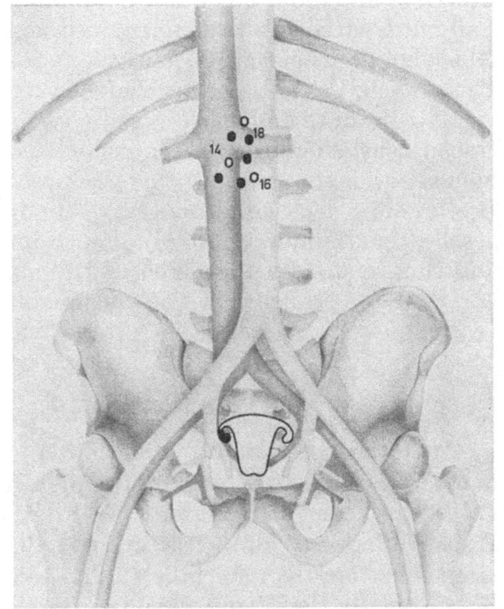

Abb. 50. *Schema der regionären Lymphknoten des Ovarium.* *14* Lnn. lateroaortici dextri. *16* Lnn. praeaortici. *18* Lnn. aortici (mit direkten afferenten pelvinen Lymphgefäßen) (schwarz im Lymphogramm sichtbar, weiß im Lymphogramm nicht sichtbar)

c) Karzinom des Ovariums

Anatomische Grundlagen (Abb. 50): Die abführenden Lymphgefäße der Ovarien bilden den Hauptteil des Plexus subovaricus. Seine Lymphbahnen verlaufen ohne Zwischenschaltung von Lymphknoten entlang den Ovarialgefäßen nach proximal und münden, ähnlich den Lymphgefäßen des Hodens, auf Höhe der Nieren in die aortalen Lymphknoten ein. In vereinzelten Fällen verlaufen auch Lymphgefäße zu den Lymphonodi iliaci externi. Von der unteren Extremität her können diejenigen regionären aortalen Lymphknoten, die nur direkt aus den Ovarien afferente Lymphgefäße aufnehmen, nicht mit Kontrastmittel gefüllt werden. Die lymphographische Darstellung der aortalen Lymphknoten auf Höhe von LWK 1/2 fehlt zudem bei tiefem Ursprung des Ductus thoacicus.

Eigene Untersuchungen: Bei sieben lymphographisch untersuchten Fällen von Ovarialkarzinom konnten keine Tumormetastasen in den Lmphonodi aortici nachgewiesen werden. Auch die iliakalen Lymphknoten und Lymphgefäße zeigten keine Anhaltspunkte für direkte Tumorinfiltration oder Verdrängung durch einen raumfordernden Prozeß. Bei vier Patientinnen mit ausgedehnten Tumormetastasen im kleinen Becken war keine Verlagerung der lymphographisch sichtbaren iliakalen Lymphgefäße und Lymphknoten feststellbar. Dreimal wurde der lymphographische Befund operativ bestätigt. In den übrigen vier Fällen stand, wie schon erwähnt, der massive klinische Befund im kleinen Becken in strengem Gegensatz zur negativen röntgenologischen Diagnose. Bei einer Patientin mit papillärem zystischem Adenokarzinom waren histologisch verifizierte Tumormetastasen in den Lymphonodi inguinales superficiales vorhanden. Da diese Lymphknoten nicht im Einzugsgebiet der Lymphgefäße der unteren Extremität liegen, konnten die Karzinommetastasen lymphographisch nicht erfaßt werden.

Collette (1958) fand bei allen von ihm lymphographierten fünf Patientinnen mit Ovarialkarzinom einen positiven röntgenologischen Befund, der histologisch bestätigt werden konnte. In sämtlichen Fällen war allerdings auch klinisch eine ausgedehnte maligne Infiltration der regionären Lymphknoten vorhanden. Viamonte et al. (1963) beschreiben bei ihrem einzigen lymphographisch abgeklärten Fall mit Ovarialkarzinom einen positiven röntgenologischen Befund. Hahn et al. (1963) konnten bei einer 80jährigen Patientin mit großem Tumorknoten im kleinen Becken eine Verlagerung der iliakalen Lymphgefäße feststellen.

Soweit auf Grund der wenigen von uns lymphographisch untersuchten Patientinnen beurteilt werden kann, eignet sich die Lymphographie beim Ovarialkarzinom nicht besonders gut zur Diagnose von Lymphknotenmetastasen und zur Bestimmung der räumlichen Ausdehnung des Primärtumors. Erst sehr weit fortgeschrittene Tumoren führen nämlich im Lymphogramm zu pathologischen Veränderungen an Lymphgefäßen und Lymphknoten. Ferner metastasieren Ovarialkarzinome vor allem ins Peritoneum und weniger in die Lymphknoten, so daß Lymphknotenmetastasen bei dieser Tumorart an sich relativ selten sind.

d) Karzinom der Vulva und Vagina

Anatomische Grundlagen (Abb. 51): Die Lymphgefäße der oberen Scheidenhälfte verlaufen, zusammen mit denjenigen der Cervix uteri zu den Lymphonodi obturatorii. Aus dem unteren Teil der Vagina münden sie in die Lymphonodi glutaei inferiores, zum Teil auch in die Lymphonodi obturatorii ein. Seltener ziehen einzelne Lymphgefäße zu den Lymphonodi iliaci communes mediales. Die Lymphgefäße der Vagina kaudal des Hymens, der Vulva, der Clitoris und der Labien enden in den medialen Lymphonodi inguinales superficiales superiores. Durch Anastomosen und Kreuzungen erfolgt der Lymphabfluß dieser Organe nach beiden Seiten. Einzelne tiefe Lymphgefäße der Clitoris münden in die Lymphonodi iliaci externi ein. Die wichtigsten ersten regionären Lymphknotenstationen von Vulva und Vagina können somit lymphographisch nicht erfaßt werden.

Eigene Untersuchungen: Bei den von uns untersuchten zwei Fällen von *Vaginakarzinom* konnten bei einer Patientin die klinisch eindeutigen Karzinommetastasen in den inguinalen Lymphknoten im Lymphogramm nicht nachgewiesen werden, da die radiologisch sichtbaren Lymphonodi inguinales superficiales inferiores nicht vom Tumor befallen waren. Bei der anderen Frau war der lymphographische Befund ebenfalls negativ, obschon klinisch ein Tumorinfiltrat ins Parametrium bis gegen die rechte Beckenwand zu festzustellen war.

Beide Frauen mit *Vulvakarzinom* zeigten keine Anhaltspunkte für Tumormetastasen in den lymphographisch dargestellten regionären Lymphknoten. Bei einer der Patientinnen war jedoch auf der Seite des klinisch palpablen Tumorinfiltrats im Parametrium eine hyperplastische Schwellung der iliakalen Lymphknoten festzustellen. Klinisch waren zudem eindeutige Karzinommetastasen in den medial im kleinen Becken gelegenen Lymphknoten vorhanden.

Bei keinem der vorliegenden Fälle von Vulva- und Vaginakarzinom konnten somit bei zum Teil positivem klinischem Befund die regionären Karzinommetastasen im Lymphogramm nachgewiesen werden.

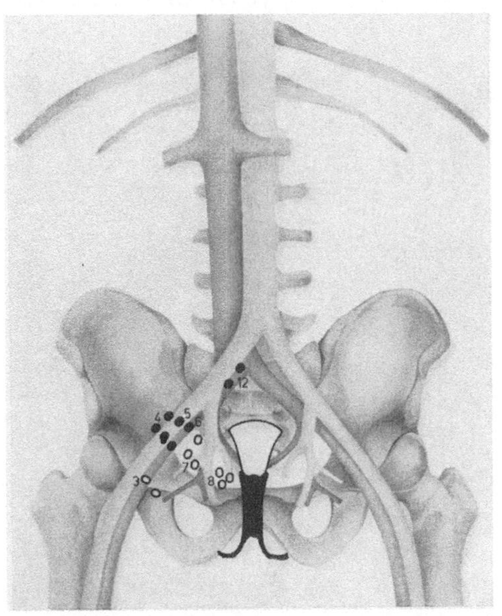

Abb. 51. *Schema der regionären Lymphknoten von Vulva und Vagina.* *3* Lnn. inguinales superficiales superiores mediales. *4* Lnn. iliaci externi laterales superficiales. *5* Lnn. iliaci externi laterales profundi. *6* Lnn. iliaci externi mediales. *7* Lnn. obturatorii. *8* Lnn. glutaei inferiores. *12* Lnn. iliaci communes mediales (schwarz im Lymphogramm sichtbar, weiß im Lymphogramm nicht sichtbar)

VIAMONTE et al. (1963) teilen mit, lymphographisch bei acht Fällen von Vulvakarzinom viermal und bei drei Fällen von Vaginakarzinom einmal Tumormetastasen festgestellt zu haben. Eine Beschreibung der pathologischen Befunde liegt jedoch nicht vor. HAHN et al. (1963) zeigten ein Lymphogramm von histologisch verifizierten Tumormetastasen in inguinalen Lymphknoten bei Vulvakarzinom. PAPILLON et al. (1963) beschrieben iliakale Lymphknotenmetastasen eines Karzinoms der Vagina. v. KEISER und FRISCHBIER (1964) fanden lymphographisch bei einem fortgeschrittenen Vaginakarzinom eine partielle Blockade der iliakalen Lymphgefäße durch Tumorinfiltration mit Kollateralkreislauf. DOLAN (1964) gibt an bei drei Fällen mit Vulvakarzinom einmal fälschlicherweise eine positive Diagnose bei der Lymphographie gestellt zu haben. DANA et al. (1964) konnten bei drei Fällen mit Vulvakarzinom zweimal und bei vier Patientinnen mit Vaginakarzinom einmal histologisch bestätigte Tumormetastasen in den regionären Lymphknoten lymphographisch nachweisen.

Trotz der beschränkten Anzahl von Untersuchungen und der relativ zahlreichen positiven Befunde anderer Autoren und obschon diese Karzinome eine ausgesprochene Tendenz zur lymphogenen Metastasierung zeigen, scheint die spärliche diagnostische Ausbeute der Lymphographie bei den eigenen Fällen von Vulva- und Vaginakarzinom darauf hinzuweisen, daß regionäre Lymphknotenmetastasen dieser Organgeschwülste nur in fortgeschrittenen Stadien lymphographisch erfaßt werden können. Diese Annahme wird durch die Tatsache gestützt, daß die ersten regionären Lymphknotenstationen von Vulva und Vagina im Lymphogramm nicht sichtbar sind.

e) Maligne Hodentumoren

Anatomische Grundlagen (Abb. 52): Die Lymphgefäße des Hodens umfassen vier bis acht Lymphgefäßstränge, die als Geflecht bis zu den unterhalb der Nierengefäße gelegenen Lymphonodi aortici ziehen. Die Lymphgefäße des rechten Hodens münden in die Lymphonodi latero-aortici dextri und in die Lymphonodi praeaortici ein, diejenigen des linken Hodens in die Lymphonodi latero-aortici sinistri und ebenfalls in einzelne Lymphonodi praeaortici. Einige wenige Lymphgefäße verlaufen von der medialen Seite des Hodens mit dem Ductus deferens nach proximal und enden in den Lymphonodi iliaci externi.

Durch Kontrastmittelinjektion in die Lymphgefäße des Hodens bei Semikastration kommt es zur direkten Kontrastmittelfüllung der regionären Lymphknoten (Pellegrini et al., 1957, Chiappa et al., 1963). Die durch Kontrastmittelinjektion in die Lymphgefäße des Hodens lymphographisch sichtbaren aortalen Lymphknoten entsprechen aber nur zum Teil den im Lymphogramm von der unteren Extremität her dargestellten aortalen Lymphknoten. Da einzelne dieser Lymphknoten nur direkt aus dem Hoden afferente Lymphgefäße aufnehmen, werden durch die konventionelle Lymphographie nicht sämtliche regionäre Lymphknotenstationen des Hodens röntgenologisch erfaßt (Wallace, 1963, Chiappa et al., 1963). Andererseits können bei Kontrastmittelinjektion in ein einziges abführendes Lymphgefäß des Hodens nicht sämtliche regionären Lymphknoten der entsprechenden Seite mit Kontrastmittel gefüllt werden (Chiappa et al., 1963). Somit ist auch bei der technisch umständlicheren intraoperativen Lymphographie des Hodens eine methodische Fehlerquelle vorhanden. Weiter muß man beachten, daß bei tiefem Ursprung des Ductus thoracicus, die aortalen Lymphknoten auf Höhe von LWK 1/2 nicht mit Kontrastmittel gefüllt werden.

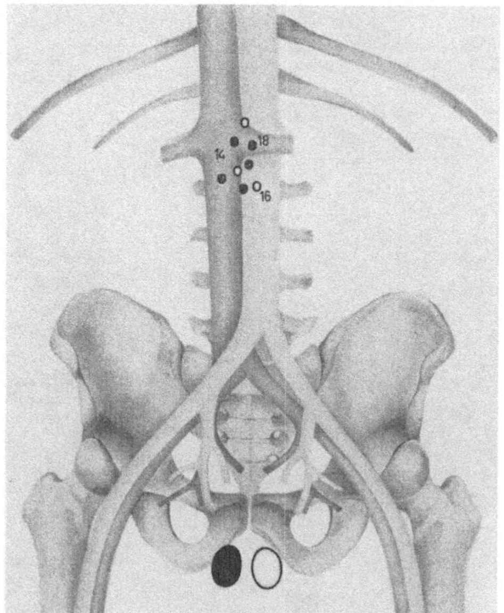

Abb. 52. *Schema der regionären Lymphknoten des Hodens.* *14* Lnn. lateroaortici dextri. *16* Lnn. praeaortici. *18* Lnn. aortici (mit direkten afferenten pelvinen Lymphgefäßen)

Eigene Untersuchungen: Bei sämtlichen lymphographisch untersuchten 15 Patienten mit malignen Hodentumoren erfolgte die Lymphographie durch Kontrastmittelinjektion in Lymphgefäße der unteren Extremität. Bei zwölf Patienten wurde die Untersuchung bilateral, bei drei nur auf der Seite des Hodentumors vorgenommen. In allen Fällen erfolgte die Lymphographie nach Semikastration und vor Beginn der Röntgentherapie. Histologisch waren acht Fälle ein Seminom und sieben ein embryonales Karzinom. Neun Patienten wiesen lymphographisch und auch klinisch keine Anhaltspunkte für Tumormetastasen in den regionären Lymphknoten auf. Bei einem Patienten konnte nur eine reaktive Hyperplasie der aortalen Lymphknoten auf Höhe von LWK 2/3 beobachtet werden. Zwei Patienten zeigten ein negatives Lymphogramm, aber Lungenmetastasen. Bei drei

Patienten waren im Lymphogramm Tumormetastasen in den aortalen Lymphknoten vorhanden.

Bei einem 19jährigen Patienten mit *embryonalem Karzinom* des rechten Hodens fanden sich ausgedehnte bilaterale Lymphknotenmetastasen in den aortalen Lymphknoten auf Höhe LWK 1/2 (Abb. 53a). Das lymphatische Gewebe war dabei größtenteils durch Tumormassen ersetzt und – soweit noch erhalten – nach lateral und vorne verdrängt. Ferner zeigten sich ausgedehnte ovaläre, unscharf begrenzte, durch das Tumorgewebe bedingte Füllungsdefekte in den noch mit Kontrastmittel gefüllten Lymphknoten. Bei der Cavographie war durch den Tumor eine ausgedehnte Eindellung der Vena cava inferior von rechts und hinten festzustellen.

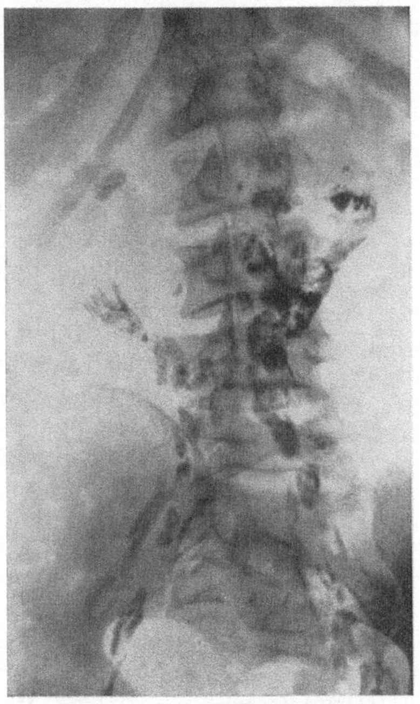

a

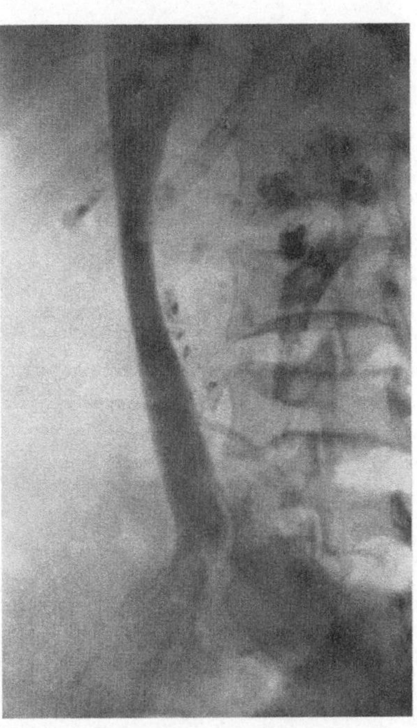

b

Abb. 53 a u. b. Bilaterale *Lymphknotenmetastasen eines embryonalen Karzinoms des rechten Hodens*. a Ausgedehnte unregelmäßig begrenzte Füllungsdefekte in den aortalen Lymphknoten auf Höhe von LWK 1, 2 mit Verdrängung des erhaltenen lymphatischen Gewebes durch Tumormassen. b Nach Röntgentherapie deutliche Verkleinerung der Tumormetastasen. Dislokation und Kompression der Vena cava inferior durch die vergrößerten Lymphknoten

Nach Radiotherapie war bei der Lymphographiekontrolle, verbunden mit einer Cavographie, ein deutlicher Rückgang des Tumors zu erkennen (Abb. 53b). Die mit Kontrastmittel gefüllten aortalen Lymphknoten waren dabei weniger stark verlagert und die Eindellung der Vena cava inferior im Cavogramm kleiner.

Ein 40jähriger Mann mit rektal und abdominal palpablen Tumormassen im kleinen Becken bei *embryonalem Karzinom* des rechten Hodens zeigte im Lymphogramm eine vollständige Blockade der Lymphzirkulation im Bereiche der iliakalen Lymphknoten mit Kollateralkreislauf über die Lymphgefäße des Skrotums und der lateralen Bauchwand (Abb. 54). Die stark vergrößerten Lymphonodi iliaci externi wiesen dabei ausgedehnte, unscharf begrenzte und unregelmäßige Füllungsdefekte durch das Tumorgewebe auf.

Im Lymphogramm eines 42jährigen Mannes mit einem *Seminom* des rechten Hodens konnte eine unregelmäßige Begrenzung des lateralen und vorderen Abschnitts eines vergrößerten Lymphonodus latero-aorticus dexter festgestellt werden. Dieser durch Tumorinfiltration bedingte Füllungsdefekt im Randsinus des

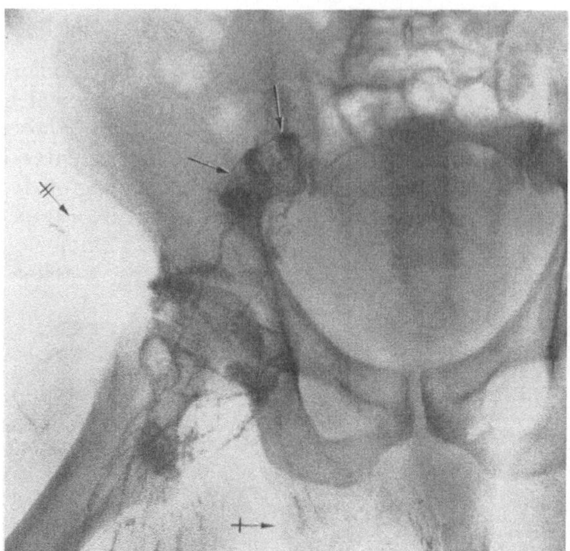

Abb. 54. *Tumormetastasen bei embryonalem Karzinom des rechten Hodens.* Vollständige Blockade der Lymphzirkulation wegen Tumorinfiltration der iliakalen Lymphknoten (→), die ausgedehnte unregelmäßige Füllungsdefekte aufweisen. Kollateralen über Lymphgefäße des Skrotum (+→) und der lateralen Bauchwand (#→)

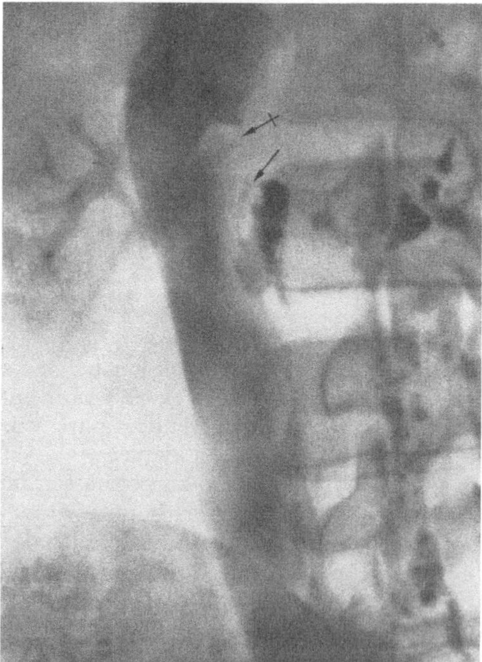

Abb. 55. *Lymphknotenmetastasen bei Seminom des rechten Hodens.* Tumormetastasen, die zu unregelmäßigen marginalen Füllungsdefekten in einem leicht vergrößerten Lymphonodus latero-aorticus dexter und geringgradiger Eindellung der Vena cava inferior knapp distal der Einmündung der Vena renalis sinistra (→) führen

Lymphknotens entsprach einer Tumormetastase, die bei der Cavographie als Eindellung der Vena cava inferior knapp distal der Einmündung der Vena renalis sinistra sichtbar wurde (Abb. 55). Die hier bei der Lymphographie nur vermutete Lymphknotenmetastase konnte bei diesem Fall durch kombinierte Anwendung von Cacographie und Lymphographie sichergestellt werden.

Bei malignen Hodentumoren sind somit durch maligne Gewebsinfiltration bedingte Füllungsdefekte in den Randsinus vergrößerter Lymphknoten Verdrängung der Lymphknoten durch Tumorgewebe und bei ausgedehnter Tumorinfiltration die Blockade der Lymphzirkulation mit Ausbildung eines Kollateralkreislaufs die lymphographischen Zeichen für das Vorliegen von Tumormetastasen. Diese Beobachtungen stimmen im wesentlichen mit denjenigen von Picard (1962), Arvay und Picard (1963), Rüttimann und Del Buono (1962, 1964), Papillon et al. (1963), v. Keiser und Frischbier (1964), Pujol und Lamarque (1964) sowie Dolan (1964) überein. Chiappa et al. (1963) glauben, für das embryonale Karzinom und das Seminom im Lymphogramm eine unterschiedliche Art der Metastasierung feststellen zu können. Nach diesen Autoren führt das Seminom eher zu Füllungsdefekten in den Lymphknoten, während das embryonale Karzinom eher eine Tendenz zur Obliteration der Lymphzirkulation aufweist. Die hier beschriebenen zwei Fälle von embryonalem Karzinom mit Lymphknotenmetastasen zeigen in der Tat eine

Blockade der Lymphzirkulation, während das hier beschriebene Seminom Füllungsdefekte in den Randsinus aufweist.

Die Beobachtungen von ARVAY und PICARD (1963), daß auch bei fortgeschrittenen Fällen von Seminom ein Unterbruch der Lymphzirkulation entsteht, sowie der von WALLACE et al. (1962) gezeigte Fall eines embryonalen Karzinoms mit Füllungsdefekten in den von Metastasen befallenen Lymphknoten, lassen den Schluß zu, daß sich die beiden histologisch verschiedenen malignen Hodentumoren in bezug auf die lymphographische Diagnose von Metastasen gleich verhalten.

f) Karzinom des Penis

Anatomische Grundlagen (Abb. 56): Die oberflächlichen und tiefen Lymphgefäße des Penis verlaufen zur medialen Gruppe der Lymphonodi inguinales superficiales superiores, den Lymphonodi inguinales profundi und den Lymphonodi iliaci externi. Einzelne Lymphgefäße ziehen auch zu den Lymphonodi pubici. Durch Kreuzungen, Anastomosen und Gabelungen stehen die Lymphgefäße beider Seiten miteinander in Verbindung. Der regionäre Lymphabfluß des Penis ist von VIAMONTE et al. (1963) durch Kontrastmittelinjektion in ein Lymphgefäß des Dorsum penis dargestellt worden und entspricht den beschriebenen anatomischen Grundlagen.

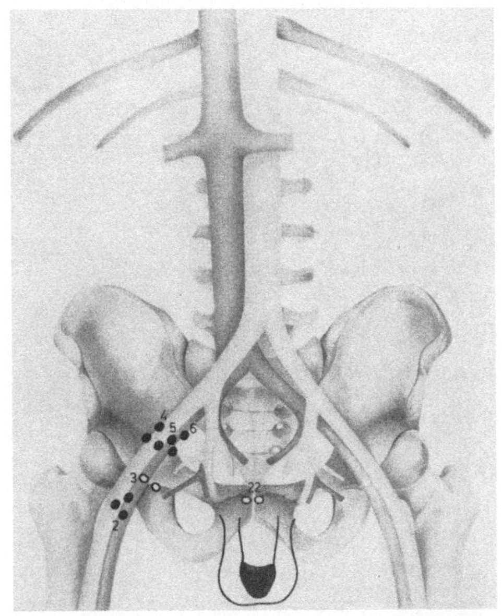

Abb. 56. *Schema der regionalen Lymphknoten des Penis.* *2* Lnn. inguinales profundi. *3* Lnn. inguinales superiores superficiales mediales. *4* Lnn. iliaci externi laterales superficiales. *5* Lnn. iliaci externi laterales profundi. *6* Lnn. iliaci externi mediales. *22* Lnn. pubici (schwarz im Lymphogramm sichtbar, weiß im Lymphogramm nicht sichtbar)

Eigene Untersuchungen: Bei einem 46jährigen Mann mit Plattenepithelkarzinom des Penis und inguinalen Lymphknotenmetastasen rechts, die operativ entfernt worden waren, erfolgte wegen klinischem Verdacht auf Tumormetastasen in den iliakalen Lymphknoten sechs Monate nach der Lymphknotenexzision eine Lymphographie. Dabei fanden sich lymphographisch im Bereich des Operationsgebietes eine Lymphozele bei sonst guter Regeneration der Lymphgefäße. Die iliakalen Lymphknoten rechts zeigten eine reaktive Hyperplasie, aber keine Anhaltspunkte für Karzinommetastasen (Abb. 57). Ihr Fehlen wurde durch den günstigen klinischen Verlauf bestätigt.

SCHAFFER et al. (1962) beschrieben bei einem Fall von Peniskarzinom lymphographisch positive inguinale Lymphknotenmetastasen. Dabei waren im Lymphogramm Füllungsdefekte in einem vergrößerten Lymphonodus inguinalis superficialis inferior zu sehen. VIAMONTE et al. (1963) fanden nach chirurgischer Ausräumung der linken Leistenbeuge wegen Lymphknotenmetastasen bei Peniskarzinom lymphographisch kleine Lymphozelen, eine gute Regeneration der Lymphgefäße im Operationsgebiet, aber keine Tumormetastasen in den Lymphonodi iliaci externi. MAY und BOGASH (1962) zeigten das normale Lymphogramm eines

Patienten mit Peniskarzinom, wobei das Fehlen von Tumormetastasen drei Monate nach der Untersuchung pathologisch-anatomisch bestätigt werden konnte. ABBES et al. (1964) vermochten lymphographisch bei zwei Fällen von Peniskarzinom keinen pathologischen Befund zu erheben. DOLAN (1961) konnte bei drei Patienten mit Peniskarzinom von einem verifizierten pathologischen Lymphogramm berichten, in einem der Fälle war die lymphographische Diagnose falsch positiv.

Die wenigen bis heute lymphographisch untersuchten Fälle von Peniskarzinom erlauben noch keine endgültige Beurteilung der diagnostischen Möglichkeiten der Lymphographie bei dieser Tumorart. Da die Lymphonodi inguinalis profundi und Lymphonodi iliaci externi als wichtige regionäre Lymphknotenstationen des Penis mit Kontrastmittel gefüllt werden können, sind von der Lymphographie in der Beurteilung von Lymphknotenmetastasen des Peniskarzinoms günstige Resultate zu erwarten.

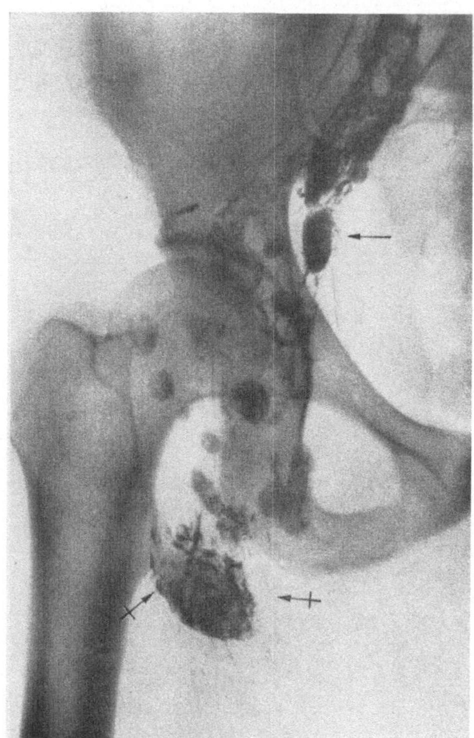

Abb. 57. *Reaktive Hyperplasie* der iliakalen Lymphgefäße und Lymphzyste (→) in der rechten Leiste nach chirurgischer Exzision inguinaler Lymphknotenmetastasen eines *Plattenepithelkarzinoms des Penis*

g) Karzinom der Prostata

Anatomische Grundlagen (Abb. 58): Die Mehrzahl der Lymphgefäße der Prostata geht von ihrer Hinterfläche ab und zieht zu den Lymphonodi vesicales laterales, Lymphonodi sacrales, Lymphonodi haemorrhoidales sowie zu den Lymphonodi hypogastrici und iliaci externi laterales. Einzelne Lymphgefäße aus der Vorderfläche münden in die Lymphonodi vesicales anteriores ein. Von den regionären Lymphknoten der Prostata können nur die Lymphonodi iliaci externi laterales und mediales im Lymphogramm erfaßt werden.

Eigene Untersuchungen: Beim einzigen in dieser Serie lymphographisch abgeklärten Fall von Prostatakarzinom handelte es sich um einen 74jährigen Mann mit Harnverhaltung und Lymphödem des rechten Beins, aber ohne Knochenmetastasen. Durch die Lymphographie konnten Karzinommetastasen in den iliakalen Lymphknoten mit partieller Blockade der Lymphzirkulation festgestellt werden (Abb. 59). Der röntgenologische Befund wurde einige Tage später bei der Sectio alta der Blase palpatorisch bestätigt.

Vereinzelte lymphographisch untersuchte Fälle von Prostatakarzinom sind auch von anderen Autoren beschrieben worden. WALLACE et al. (1961, 1962) fanden bei einem Patienten mit Prostatakarzinom lymphographisch ausgedehnte Tumormetastasen in den aortalen Lymphknoten. Dabei überwucherte das Tumorgewebe die Lymphknoten fast vollständig, wodurch die Lymphgefäße verlagert, aber nicht obliteriert wurden. In einem anderen Fall war eine Blockade der

Lymphzirkulation durch Tumorinfiltration der iliakalen Lymphknoten sowie ein Kollateralkreislauf vorhanden. SCHAFFER et al. (1962) lymphographierten zehn Fälle von Prostatakarzinom und zeigten das Lymphogramm eines von Tumormetastasen befallenen iliakalen Lymphknotens mit unregelmäßigen Füllungsdefekten. MAY und BOGASH (1962) beschrieben eine partielle Blockade der Lymphzirkulation in von Tumormetastasen durchsetzten iliakalen Lymphknoten. VIAMONTE et al. (1963) untersuchten lymphographisch drei Fälle von Prostatakarzinom, ohne jedoch näher auf die erhobenen Befunde einzugehen. RÜTTIMANN und DEL BUONO (1964) fanden bei einem Patienten mit Prostatakarzinom durch Karzinomgewebe bedingte Füllungsdefekte in iliakalen Lymphknoten sowie einen vollständigen Ausfall mehrerer iliakaler Lymphknoten wegen Tumorinfiltration. ABBES et al. (1964) wiesen lymphographisch bei zwei sehr weit fortgeschrittenen Fällen von Prostatakarzinom Tumormetastasen in iliakalen Lymphknoten nach.

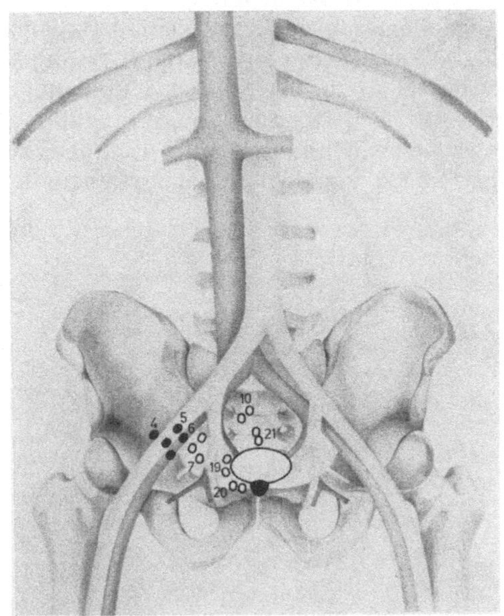

Abb. 58. *Schema der regionären Lymphknoten der Prostata.* *4* Lnn. iliaci externi laterales superficiales. *5* Lnn. iliaci externi laterales profundi. *6* Lnn. iliaci externi mediales. *7* Lnn. obturatorii. *10* Lnn. sacrales. *19* Lnn. vesicales laterales. *20* Lnn. vesicales anteriores. *21* Lnn. haemorrhoidales (schwarz im Lymphogramm sichtbar, weiß im Lymphogramm nicht sichtbar)

Da Prostata und Harnblase ähnliche regionäre Lymphknotenstationen haben, kann aus den beschriebenen Einzelbeobachtungen und den eigenen beim Blasenkarzinom gemachten günstigen Erfahrungen geschlossen werden, daß sich Tumormetastasen des Prostatakarzinoms in regionären Lymphknoten lymphographisch mit gutem Erfolg darstellen.

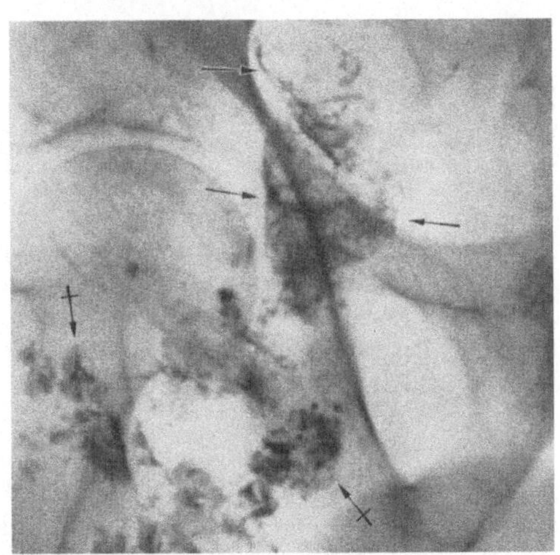
Abb. 59. *Lymphknotenmetastasen bei Prostatakarzinom.* Vergrößerte Lymphonodi iliaci externi mediales mit ausgedehnten unregelmäßigen Füllungsdefekten durch Tumorinfiltration (→). Entzündliche Hyperplasie der Lymphonodi inguinales profundi (+→) (operativ bestätigt)

h) Karzinom der Harnblase

Anatomische Grundlagen (Abb. 60): Die Lymphgefäße der vorderen Blasenwand verlaufen zu den Lymphonodi vesicales anteriores und laterales und ziehen von dort zu den Lymphonodi hypogastrici, die auch Lymphgefäße direkt aus der Blasenwand aufnehmen. Von der hinteren Blasenwand münden die Lymphgefäße in die Lymphonodi vesicales laterales ein und gelangen von dort zu den Lymphonodi hypogastrici und iliaci externi laterales. Von den regionären Lymphknoten der

Harnblase sind die Lymphonodi obturatorii sowie die Lymphonodi vesicales laterales und mediales im Lymphogramm nicht dargestellt.

Eigene Untersuchungen: Bei elf Patienten mit Blasenkarzinom zeigte das Lymphogramm neunmal keine karzinomatösen Veränderungen in den röntgenologisch sichtbaren regionären Lymphknoten. Diese negativen Befunde konnten später an Hand des klinischen Verlaufs bestätigt werden. In einem Fall war vier Monate nach Hochvoltröntgentherapie eine Fibrose der iliakalen Lymphknoten, aber keine Behinderung der Lymphzirkulation vorhanden. Ein weiterer Patient hatte eine histologisch nachweisbare hyperplastische Schwellung der iliakalen Lymphknoten.

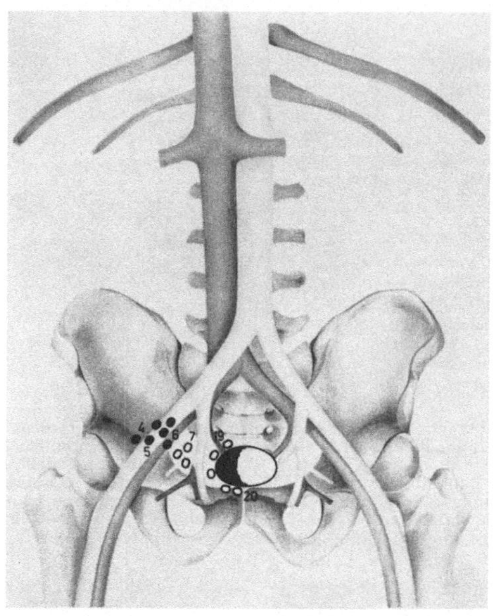

Abb. 60. *Schema der regionären Lymphknoten der Harnblase.* *4* Lnn. iliaci externi laterales superficiales. *5* Lnn. iliaci externi laterales profundi. *6* Lnn. iliaci externi mediales. *7* Lnn. obturatorii. *19* Lnn. vesicales laterales. *20* Lnn. vesicales anteriores (schwarz im Lymphogramm sichtbar, weiß im Lymphogramm nicht sichtbar)

Bei einem 72jährigen Mann wurde die Lymphographie wegen eines fünf Jahre nach Hochvolttherapie aufgetretenen Lymphödems des rechtens Beins vorgenommen. Dabei fand man eine partielle Blockade der Lymphzirkulation in der bestrahlten rechten Leistenbeuge wegen Fibrose der inguinalen Lymphknoten sowie einen Kollateralkreislauf über Lymphgefäße medial und lateral im Oberschenkel (Abb. 61a). Zudem waren die iliakalen Lymphknoten und Lymphgefäße nur sehr unvollständig mit Kontrastmittel gefüllt. Ein leicht vergrößerter iliakaler Lymphknoten zeigte unregelmäßige Füllungsdefekte (Abb. 61b). Auf Grund dieser lymphographischen Befunde mußte ein Tumorrezidiv angenommen werden.

Bei einer 67jährigen Frau mit einem Plattenepithelkarzinom des linken Blasenostiums und Hydronephrose links wurde der klinische Verdacht auf Lymphknotenmetastasen lymphographisch bestätigt. Die Lymphzirkulation war dabei im Bereiche der vergrößerten und Füllungsdefekte durch Karzinommetastasen aufweisenden Lymphonodi iliaci communes partiell unterbrochen. Zudem hatten sich Kollaterale über Lymphgefäße medial im kleinen Becken und in der Fossa lumbalis ausgebildet (Abb. 62).

Collette (1958) fand bei zwei Patienten mit Blasenkarzinom einen histologisch bestätigten negativen Befund im Lymphogramm. Schaffer et al. (1962) untersuchten lymphographisch sieben Fälle von Blasenkarzinom. Viamonte et al. (1963) fanden bei sechs Patienten mit Blasenkarzinom einmal Tumormetastasen in den regionären Lymphknoten. Alle drei Autorengruppen gehen aber in ihren Arbeiten nicht auf die lymphographischen Befunde ein. Abbes et al. (1964) beschrieben das Lymphogramm eines Patienten mit Blasenkarzinom, bei dem sie Füllungsdefekte in leicht vergrößerten iliakalen Lymphknoten und eine partielle Blockade der Lymphzirkulation nachweisen konnten. Bei Dolan (1964) war der lymphographische Befund in den regionären Lymphknoten je zweimal richtig positiv und negativ.

Obschon das vorliegende Untersuchungsmaterial klein ist, läßt sich aus den günstigen diagnostischen Resultaten ableiten, daß die Lymphographie beim

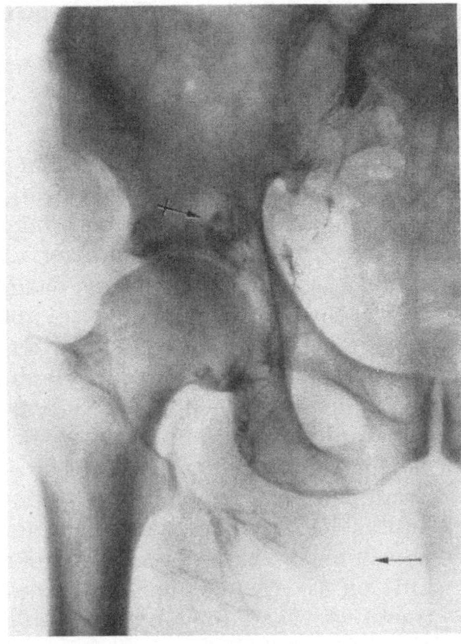

a

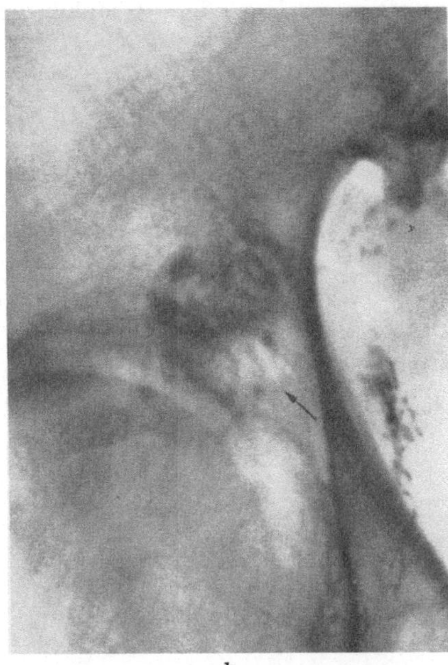

b

Abb. 61 a u. b. *Tumormetastasen eines Blasenkarzinoms.* a Partielle Blockade der Lymphzirkulation inguinal rechts wegen Strahlenfibrose der Lymphonodi inguinales mit Kollateralkreislauf über subkutane Lymphgefäße im Oberschenkel (→). Lymphknotenmetastasen in einem iliacalen Lymphknoten (+→). b Bildausschnitt. Unregelmäßige marginale Füllungsdefekte in einem leicht vergrößerten Lymphonodus iliacus externus lateralis (+→) durch Tumorinfiltration

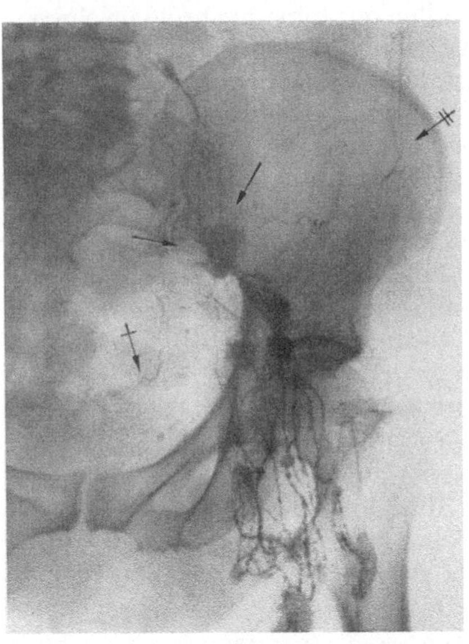

a

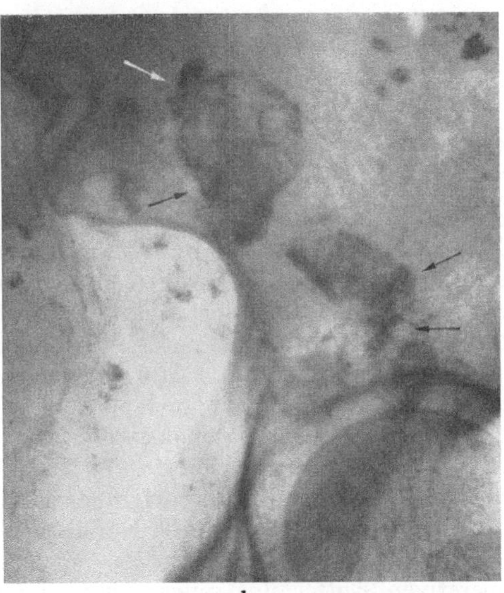

b

Abb. 62 a u. b. *Tumormetastasen bei Blasenkarzinom.* a Partieller Unterbruch der Lymphzirkulation im Bereiche der Lymphonodi iliaci communes (→) mit Kollateralkreislauf über Lymphgefäße medial im kleinen Becken (+→) und in der Fossa lumbalis (⧺→). b Bildausschnitt. Unregelmäßige marginale Füllungsdefekte in einem vergrößerten Lymphonodus iliacus communis (→) durch Tumorinfiltration

Blasenkarzinom zur Beurteilung regionärer Lymphknotenmetastasen von Bedeutung ist. Dies ist besonders wichtig, weil die intra- und perivesikale Ausdehnung der Blasentumoren und damit auch Karzinommetastasen in den unmittelbar der Blase anliegenden, lymphographisch aber nicht sichtbaren Lymphonodi vesicales durch die Blasenangiographie nachgewiesen werden können.

i) Nierenkarzinome

Anatomische Grundlagen (Abb. 63): Die abführenden Lymphgefäße verlassen die Niere am Hilus vor und hinter den Blutgefäßen und münden rechts in die Lymphonodi latero-aortici dextri, Lymphonodi prae- und retroaortici und linke in die Lymphonodi latero-aortici sinistri, Lymphonodi prae- und retroaortici ein. Diese Lymphknotengruppen können in der Regel durch Kontrastmittelinjektion in ein Lymphgefäß der unteren Extremität lymphographisch dargestellt werden. Bei tiefem Ursprung des Ductus thoracicus sind die regionären Lymphknoten der Nieren im Lymphogramm jedoch nicht sichtbar, da die von der unteren Extremität her mit Kontrastmittel gefüllten Lymphgefäße zu weit distal in die Cisterna chyli einmünden und damit keine Beziehung zu den aortalen Lymphknoten auf Höhe der Nieren haben.

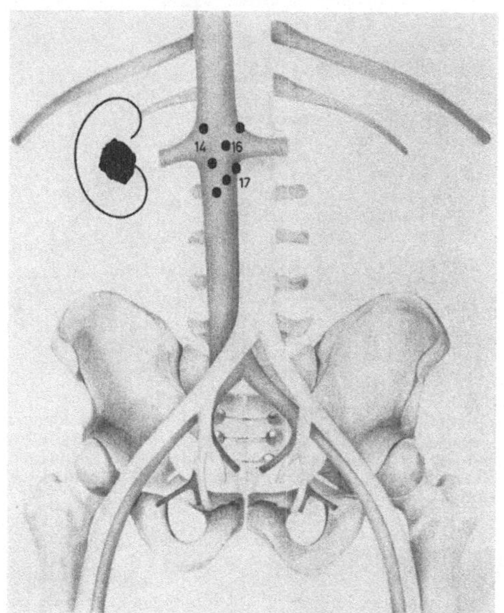

Abb. 63. *Schema der regionären Lymphknoten der Niere. 14* Lnn. lateroaortici dextri. *16* Lnn. praeaortici. *17* Lnn. retroaortici (schwarz im Lymphogramm sichtbar, weiß im Lymphogramm nicht sichtbar)

Eigene Untersuchungen: Bei vier Fällen mit hypernephroidem Nierenkarzinom konnten im Lymphogramm zweimal Lymphknotenmetastasen festgestellt werden. Röntgenologischer und klinischer Befund waren bei einer 62jährigen Patientin negativ. Im selektiven Nierenangiogramm bestand bei einem 61jährigen Mann eine Tumorinfiltration in den linken Nierenhilus mit Einbruch in die Nierenvenen. Anhaltspunkte für Karzinommetastasen in den regionären aortalen Lymphknoten waren aber nicht vorhanden. Auch die einige Tage später durchgeführte Lymphographie ergab keine pathologischen Veränderungen in den Lymphonodi latero-aortici sinistri.

Eine 41jährige Frau zeigte bei der Nephrektomie der linken Niere Tumormetastasen in den Lymphonodi latero-aortici sinistri. Im postoperativen Lymphogramm waren als röntgenologische Zeichen der Lymphknotenmetastasen eine leichte Stauung der Lymphzirkulation bei Verdrängung des noch intakten und mit Kontrastmittel gefüllten lymphatischen Gewebes und ausgedehnte unregelmäßige Füllungsdefekte durch Karzinomgewebe vorhanden (Abb. 64).

Bei einem anderen Patienten, einem 62jährigen Mann, fand man bei der operativen Entfernung eines großen hypernephroiden Karzinoms der rechten Niere ausgedehnte Tumormetastasen in den regionären aortalen Lymphknoten. Die Lymphographie bestätigte wenige Tage später diesen Befund. Große, unregelmäßige Füllungsdefekte, Verdrängung des noch erhaltenen lymphatischen Gewebes sowie leichte Stauung der Lymphzirkulation waren auch hier die lymphographischen Zeichen der Tumorinfiltration in den regionären Lymphknoten (Abb. 65).

Die hier beschriebenen lymphographischen Befunde der Lymphknotenmetastasen entsprechen im wesentlichen denjenigen, die RÜTTIMANN und DEL BUONO (1962, 1964) bei zwei Fällen von Nierenkarzinom gesehen haben. Bei einem ihrer Patienten mit Hufeisenniere waren wegen der anatomischen Besonderheiten des Lymphabflusses auch Tumormetastasen in den Lymphonodi iliaci communes vorhanden. ALTMAN et al. (1962) konnten bei einem Kind mit Wilms-Tumor einer

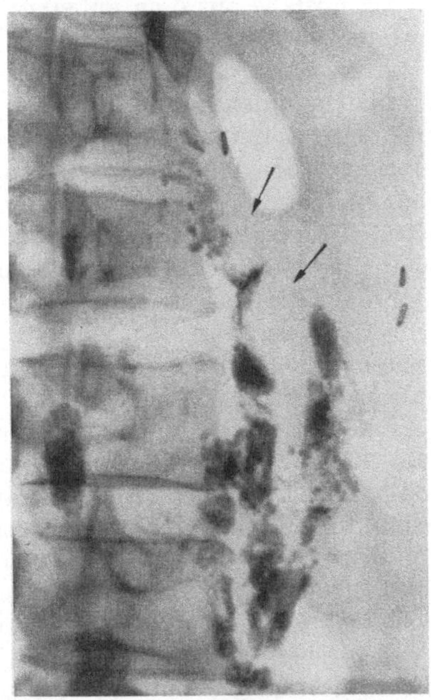

Abb. 64. *Tumormetastasen bei hypernephroidem Nierenkarzinom.* Ausgedehnte unregelmäßige Füllungsdefekte durch Tumorgewebe in Lymphonodi latero-aortici sinistri. Verdrängung des noch erhaltenen mit Kontrastmittel gefüllten lymphatischen Gewebes durch den Tumor (operativ bestätigt)

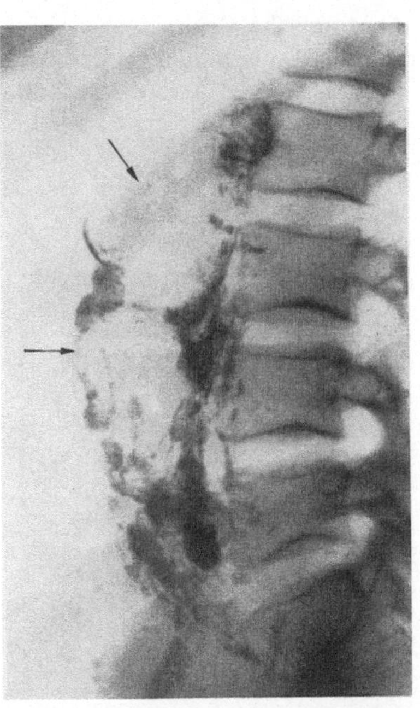

Abb. 65. *Tumormetastasen bei hypernephroidem Nierenkarzinom.* Große unregelmäßige Füllungsdefekte und Verdrängung des noch erhaltenen lymphatischen Gewebes durch Tumorinfiltration in Lymphonodi aortici (→) (operativ bestätigt). (Seitliche Röntgenaufnahme)

Niere lymphographisch vergrößerte aortale Lymphknoten mit unregelmäßigen Füllungsdefekten als Zeichen der Metastasierung nachweisen. Auch VIAMONTE et al. (1963) berichteten, ohne auf eine nähere Beschreibung einzugehen, über fünf lymphographisch untersuchte Fälle mit malignen Nierentumoren. v. KEISER und FRISCHBIER (1964) beschrieben bei einem Rethothelsarkom der Niere eine Behinderung der Lymphzirkulation durch Tumormetastasen in den paraaortalen Lymphknoten. PUJOL und LAMARQUE (1964) konnten lymphographisch bei einem Nierenkarzinom ebenfalls Metastasen in paraaortalen Lymphknoten nachweisen.

Die praktischen Erfahrungen in der lymphographischen Diagnostik von Tumormetastasen bei Nierenkarzinom sind vorläufig noch beschränkt. Immerhin geht aus den vorliegenden positiven lymphographischen Befunden hervor, daß regionäre Lymphknotenmetastasen mit dieser Methode erfaßt werden können. Die gute Vaskularisation des hypernephroiden Nierenkarzinoms läßt andererseits Tumormetastasen in den regionären Lymphknoten und die direkte Tumorinfiltration in den Nierenhilus angiographisch diagnostizieren. Die kombinierte angio- und lymphographische Abklärung von Nierenkarzinomen scheint damit ein Maximum diagnostischer Information geben zu können.

Ureterkarzinome führen, je nach Lokalisation, zu Tumormetastasen in den Lymphonodi aortici, Lymphonodi interiliaci und Lymphonodi hypogastrici. Erfahrungen bei der lymphographischen Metastasendiagnostik bei dieser Tumorart liegen nicht vor. Einzig MAY und BOGASH (1962) beschrieben ein histologisch verifiziertes normales Lymphogramm bei einem Patienten mit Ureterkarzinom links.

k) Karzinom des Rektums

Anatomische Grundlagen (Abb. 66): Die Lymphgefäße aus dem äußeren Abschnitt des Anus bilden im subkutanen Fettgewebe ein Netzwerk und ziehen um die innere Fläche des Oberschenkels herum zur medialen Gruppe der Lymphonodi inguinales superficiales superiores. Der Lymphabfluß des inneren Anusgebietes erfolgt zu den Lymphonodi anorectales. Aus der Pars pelvina des Rektums gehen die Lymphgefäße zu den Lymphonodi anorectales und Lymphonodi haemorrhoidales superiores. Keine dieser regionären Lymphknotenstationen kann lymphographisch dargestellt werden.

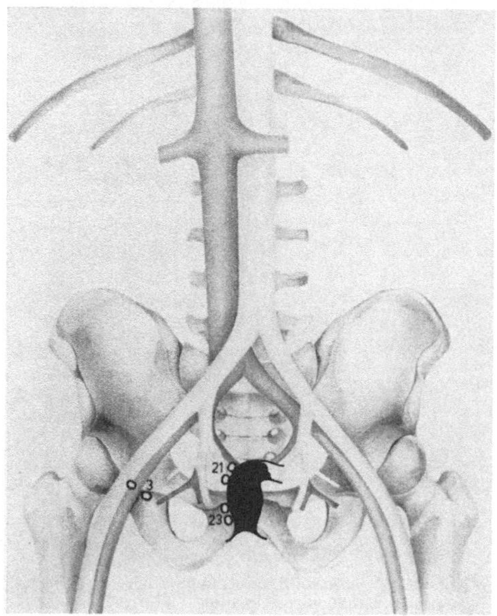

Abb. 66. *Schema der regionären Lymphknoten des Rektum.* *3* Lnn. inguinales superficiales superiores mediales. *21* Lnn. haemorrhoidales. *23* Lnn. anorectales (schwarz im Lymphogramm sichtbar, weiß im Lymphogramm nicht sichtbar)

Eigene Untersuchungen: Bei sieben Fällen von Rektumkarzinom konnten im Lymphogramm trotz ausgedehntem Lokalbefund mit Infiltration des kleinen Beckens keine Karzinommetastasen, sondern nur eine zum Teil sehr ausgeprägte reaktive Hyperplasie der iliakalen Lymphknoten festgestellt werden. Der maligne Prozeß war somit bei allen sieben Patienten auf das Rektum, das perirektale Bindegewebe und die lymphographisch nicht erfaßbaren regionären Lymphknoten beschränkt.

COLLETTE (1958) fand lymphographisch bei vier Patienten mit klinisch weit fortgeschrittenem Rektumkarzinom dreimal einen histologisch verifizierten pathologischen Befund. WALLACE et al. (1961) zeigten das Lymphogramm von Karzinommetastasen in aortalen Lymphknoten bei einem Adenokarzinom des Rektums. VIAMONTE et al. (1963) berichteten an Hand einer Tabelle von acht Fällen von Rektum- und Anuskarzinom, wobei nur bei einem Patienten Karzinommetastasen im Lymphogramm gefunden werden konnten. RÜTTIMANN und DEL BUONO (1964) beschrieben einen Fall von rezidivierendem Sigmakarzinom mit lymphographisch eindeutigen Tumormetastasen in den iliakalen und aortalen Lymphknoten auf der linken Seite. PUJOL und LAMARQUE (1964) sahen im Lymphogramm bei einem Patienten mit Rektumkarzinom Tumormetastasen in den iliakalen Lymphknoten.

Die vorliegenden, an Zahl allerdings noch beschränkten Erfahrungen lassen den Schluß zu, daß beim Rektumkarzinom nur Tumormetastasen in regionären

Lymphknoten II. und III. Ordnung durch das Lymphogramm diagnostiziert werden können. Damit gelingt die Früherfassung von Karzinommetastasen durch die Lymphographie bei dieser Tumorart nicht.

l) Karzinome des Verdauungstraktes

Die Diagnose von Lymphknotenmetastasen der Karzinome der übrigen Organe des *Magendarmtraktes*, des *Pankreas*, der *Leber* liegt aus anatomischen Gründen außerhalb der Möglichkeiten der heutigen Technik der Lymphographie. Die Lymphgefäße des Kolons verlaufen zu den Lymphonodi mesocolici, diejenigen des Zoekums in der Hauptsache zu den Lymphonodi ileocoecales. Der Lymphabfluß aus dem Jejunum und Ileum erfolgt zu den Lymphonodi mesenterici. Vom Duodenum münden die Lymphgefäße in die Lymphonodi pancreatici superiores und Lymphonodi pancreatico-duodenales. Die regionären Lymphknoten des Magens sind die Lymphonodi gastrici, Lymphonodi pancreatico-lienales und weiter zentralwärts Lymphonodi aortici superiores. Alle diese Lymphknotengruppen sowie auch die regionären Lymphknoten des Pankreas und der Leber liegen im Einzugsgebiet der Trunci viscerales und können deshalb nicht von der unteren Extremität her mit Kontrastmittel gefüllt werden. Einzig vom Pankreas verlaufen einzelne Lymphgefäße zu distal der Niere gelegenen, im Lymphogramm sichtbaren Lymphonodi aortici. Es besteht somit die Möglichkeit, daß Tumormetastasen in den distalen regionären Lymphknoten des Pankreas im Lymphogramm festgehalten werden können.

Diese ungünstigen anatomischen Voraussetzungen für die lymphographische Metastasendiagnostik bei Tumoren des Magendarmtraktes lassen sich an Hand von zwei eigenen Beobachtungen und derjenigen anderer Autoren bestätigen.

Bei einer 20jährigen Frau mit Carcinoma cylindrocellulare des Colon ascendens fanden sich im Lymphogramm keine Anhaltspunkte für Tumormetastasen in den aortalen Lymphknoten, obschon bei der anschließenden Tumorresektion ausgedehnte Karzinommetastasen in den regionären Lymphknoten des Mesokolon vorhanden waren. Das Lymphogramm einer 65jährigen Frau mit ausgedehntem stenosierendem *Carcinoma solidum des Magens* und großem, palpablem Tumor im Oberbauch war ebenfalls normal.

Viamonte et al. (1963) konnten lymphographisch bei Fällen mit malignen Tumoren des Magens, Dünndarms und Dickdarms keine pathologischen Befunde erheben. Pomerantz und Katcham (1963) beschrieben bei einem Patienten mit ausgedehntem stenosierendem Antrumkarzinom einen durch Tumor bedingten Totalverschluß des Ductus thoracicus distal der Cisterna chyli. Arvay und Picard (1963) lymphographierten einige Fälle von Kolon- und Pankreaskarzinom und konnten dabei keine pathologischen Veränderungen finden. Bei drei lymphographierten Patienten mit fortgeschrittenem Ösophaguskarzinom waren in einem Fall eine Verdrängung und in einem anderen ein vollständiger Schluß des Ductus thoracicus durch den malignen Tumor vorhanden. Léger et al. (1962) untersuchten sieben Patienten mit Ösophaguskarzinom durch retrograde Kontrastmittelfüllung des Ductus thoracicus. Sie konnten in einigen Fällen einen vollständigen Verschluß des Ductus thoracicus mit Kollateralkreislauf über Nebenäste feststellen.

Obschon die bisherigen Erfahrungen in der lymphographischen Abklärung von Karzinomen des Verdauungstraktes sehr klein sind, sprechen die bis heute bekannten Untersuchungsergebnisse dafür, daß nur sehr weit fortgeschrittene Karzinome pathologische Veränderungen in den lymphographisch sichtbaren aortalen Lymphknoten und am Ductus thoracicus hervorrufen können. Die topographische Anatomie der regionären Lymphknoten, die nicht im Einzugsgebiet der Trunci lumbales, sondern in denjenigen der Trunci viscerales liegen, erklärt diese Tatsache. Die Indikation zur Lymphographie ist somit bei Malignomen des Magendarmtraktes nur sehr bedingt gegeben.

2. Lymphknotenmetastasen des malignen Melanoms

Lymphknotenmetastasen von malignen Melanomen sind lymphographisch gut zu erfassen, wenn die betroffenen Lymphknoten im Einzugsgebiet der mit Kontrastmittel gefüllten Lymphgefäße liegen. Bei einem Melanom der Wade müssen

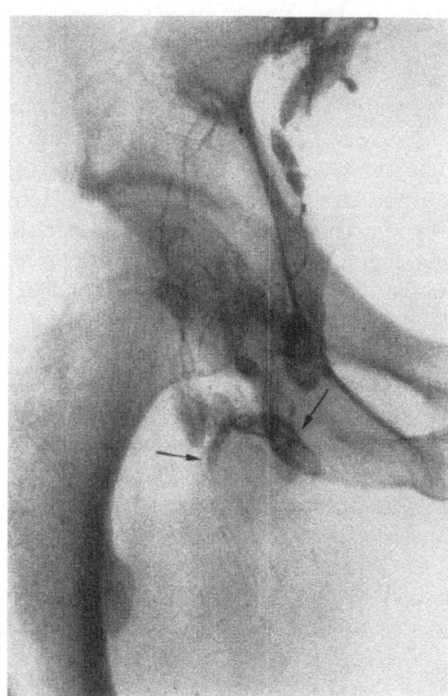

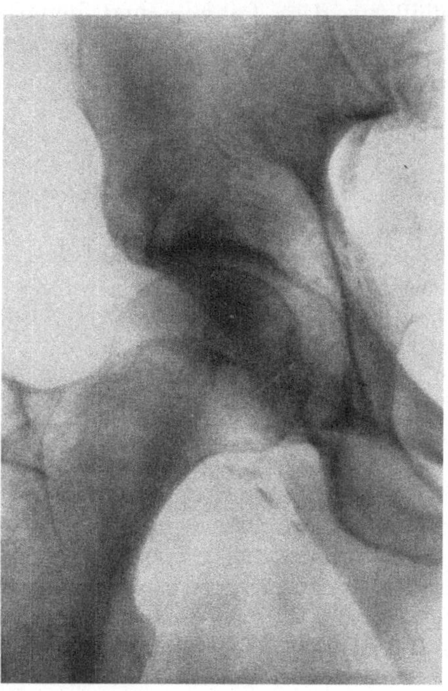

Abb. 67 a u. b. *Metastasen eines malignen Melanoms* der Haut des rechten Unterschenkels. a Vergrößerter tiefer inguinaler Lymphknoten mit ausgedehnten Füllungsdefekten im Lymphknotenzentrum und Verdrängung des noch erhaltenen lymphatischen Gewebes in die Peripherie (→). b Postoperative Röntgenkontrolle nach Lymphknotenexzision. Fast vollständige Entfernung der inguinalen und iliakalen Lymphknoten

beispielsweise die Lymphgefäße der Vena saphena parva-Gruppe mit Kontrastmittel gefüllt werden und regionäre Lymphknotenmetastasen eines Melanoms der Rückenhaut können aus anatomischen Gründen durch die Lymphographie nicht erfaßt werden.

Eigene Untersuchungen: Bei den von uns lymphographisch untersuchten sieben Patienten mit malignem Melanom befand sich der Primärtumor sechsmal in der Haut der unteren Extremität und einmal in der Haut der Bauchwand. In vier Fällen waren lymphographische und klinische Befunde negativ. Bei einer Patientin mit normalem Lymphogramm konnten große Lebermetastasen festgestellt werden.

Ein 42jähriger Mann mit malignem Melanom des rechten Unterschenkels zeigte trotz postoperativer Tumorbestrahlung und inguinaler und poplitealer Lymphknotenexzision sieben Monate später inguinale Tumormetastasen. Bei der Lymphographie wurde ein vergrößerter, tiefer inguinaler Lymphknoten mit ausgedehnten Füllungsdefekten in seinem Zentrum und Verdrängung des noch erhaltenen lymphatischen Gewebes in die Peripherie festgestellt (Abb. 67a). Die anschließende Lymphknotenexzision ergab histologisch Tumormetastasen in diesem Lymphknoten. Das postoperative Röntgenbild zeigte, daß die Entfernung der inguinalen Lymphknoten radikal gewesen war (Abb. 67b).

Ein 58jähriger Mann mit malignem Melanom der Bauchhaut wies zwei Monate nach chirurgischer Exzision des Primärtumors Tumormetastasen in den inguinalen Lymphknoten und in der Bauchwand links auf. Trotz Radiotherapie, die zu einem vorübergehenden Rückgang der Metastasen führte, traten kurze Zeit später erneut beiderseits inguinale Lymphknotenmetastasen und Brustwandmetastasen auf. Im

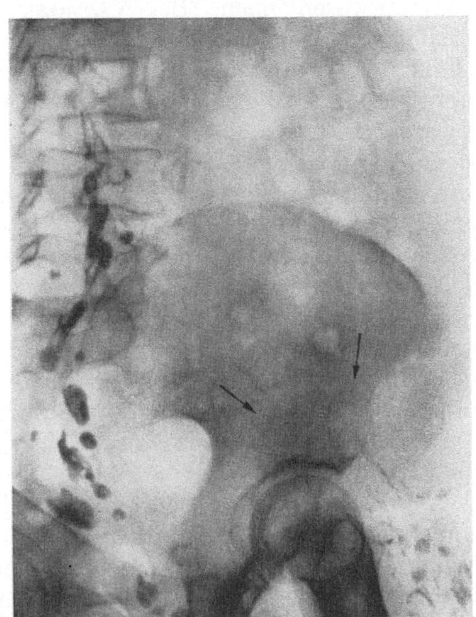
a

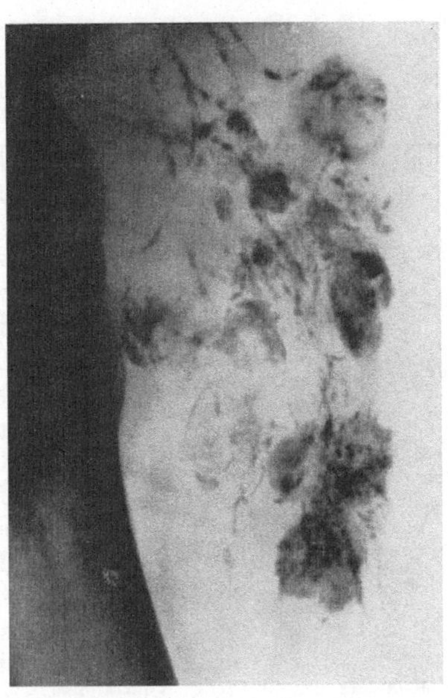
b

Abb. 68a u. b. *Tumorinfiltration bei malignem Melanom* der Bauchhaut. a Vollständiger Unterbruch der Lymphzirkulation auf Höhe der iliakalen Lymphknoten (→). Normale Kontrastmittelspeicherung in den Lymphknoten der Gegenseite (+→). Röntgenaufnahme 24 Std nach Kontrastmittelinjektion. b *Metastasen* in vergrößerten inguinalen Lymphknoten mit unregelmäßigen zentralen und marginalen Füllungsdefekten durch Tumorinfiltration

Lymphogramm war ein Totalstop durch Tumorinfiltration auf Höhe der iliakalen Lymphknoten mit Kollateralkreislauf über Lymphgefäße der retroperitonealen Bauchwand und Lymphgefäße medial im kleinen Becken vorhanden (Abb. 68a). Zudem zeigten die vergrößerten inguinalen Lymphknoten zentrale und periphere unregelmäßige Füllungsdefekte als Zeichen der malignen Metastasierung (Abb. 68b). Ein Monat nach der Lymphographie starb der Patient.

Bei einer 70jährigen Frau waren große inguinale Lymphknotentumoren die ersten klinischen Zeichen eines malignen Melanoms der Vorderfläche des linken Unterschenkels. Im Lymphogramm fand sich eine vollständige Kontrastmittelaussparung der zentralen Partien eines stark vergrößerten inguinalen Lymphknotens. In seinen Randabschnitten war das normale lymphatische Gewebe durch eine fein- und grobtropfige Speicherstruktur ersetzt (Abb. 69).

Das Lymphogramm einer 36jährigen Frau mit malignem Melanom des rechten Unterschenkels zeigte vorerst keinen pathologischen Befund in den inguinalen Lymphknoten (Abb. 98a). Bei der Kontrolluntersuchung fünf Monate später ohne erneute Kontrastmittelinjektion war jedoch auf den Röntgenaufnahmen ein kräftig vergrößerter Ln. inguinalis superficialis inferior mit ausgedehntem zentralem Füllungsdefekt als Zeichen der malignen Metastasierung vorhanden (Abb. 98b).

Wallace et al. (1962) beschrieben das Lymphogramm inguinaler Lymphknotenmetastasen eines malignen Melanoms mit sphärischen Füllungsdefekten durch Tumorgewebe. Galli (1962) konnte bei einem Melanoblastom des Beines im Lymphogramm vergrößerte Lymphonodi inguinales superficiales mit großen, durch Tumorgewebe bedingten Füllungsdefekten und einer Verdrängung des noch vorhandenen lymphatischen Gewebes in die Lymphknotenperipherie feststellen. Boyd und Altmeier (1963) wiesen lymphographisch beim malignen Melanom der Großzehe inguinale und paraaortale Lymphknotenmetastasen nach. Bei Viamonte et al. (1963) waren in sieben lymphographierten Fällen von malignem Melanom zweimal Lymphknotenmetastasen vorhanden. Auch hier waren in einem von Tumorgewebe befallenen inguinalen Lymphknoten ausgedehnte Füllungsdefekte, vor allem in den zentralen Abschnitten des Lymphknotens zu sehen. Auch Arvay und Picard (1963) fanden bei einem malignen Melanom mit Tumormetastasen in den inguinalen Lymphknoten im Lymphogramm ausgedehnte zentrale Füllungsdefekte, die nur schwer von fibrolipomatösen Herden abzugrenzen waren. Pujol und Lamarque (1964) beschrieben bei einem Patienten mit malignem Melanom der Rückenhaut große durch Tumorinfiltration bedingte periphere Füllungsdefekte in einem vergrößerten iliakalen Lymphknoten. Bei vier Fällen mit malignem Melanom konnte Dolan (1964) zweimal große zentrale Füllungsdefekte in stark vergrößerten Lymphknoten mit erhaltenen halbmondförmigen Kontrastmittel gefülltem Parenchym in der Lymphknotenperipherie und zweimal kleinere Füllungsdefekte in kleinen Lymphknoten nachweisen. Dana et al. (1964) zeigten bei neun Patienten mit malignem Melanom lymphographisch fünfmal pathologische Veränderungen in den regionären Lymphknoten. Dabei wiesen die befallenen Lymphknoten ebenfalls vor allem große zusammenhängende zentrale Füllungsdefekte auf.

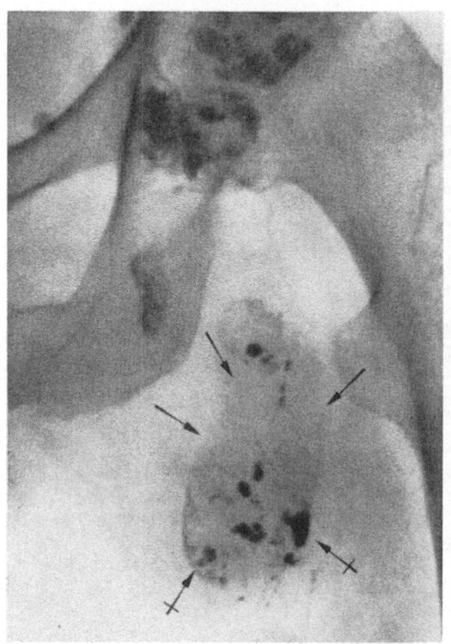

Abb. 69. Lymphknotenmetastasen eines *malignen Melanoms* der Großzehe. Vollständige Kontrastmittelaussparung der zentralen Partien eines stark vergrößerten inguinalen Lymphknotens. Randpartien mit fein- und grobtropfiger Speicherstruktur

Die hier beschriebenen pathologischen Lymphogramme von Tumormetastasen maligner Melanome erlauben die Vermutung, daß ihr lymphographisches Bild von demjenigen der besprochenen Karzinomarten abweicht. Nicht Füllungsdefekte in den Randsinus der von Tumorgewebe befallenen Lymphknoten, wie beim Karzinom, sondern sphärische Füllungsdefekte im Zentrum der Lymphknoten mit Verdrängung des noch erhaltenen lymphatischen Gewebes in die Peripherie, scheinen für Metastasen des malignen Melanoms charakteristisch zu sein. Ferner zeigt diese Tumorart, gleich wie das Karzinom, eine ausgesprochene Tendenz zur Obliteration der Lymphgefäße. Damit verhalten sich Lymphknotenmetastasen des malignen Melanoms lymphographisch in gewisser Beziehung ähnlich wie das Retikulosarkom. Weitere Erfahrungen an größeren Untersuchungsreihen sind allerdings notwendig, um die hier vertretenen Ansichten sicherzustellen.

3. Sarkommetastasen

Lymphknotenmetastasen von primär nicht vom lymphatischen System ausgehenden Sarkomen sind eher selten. Bei den von uns lymphographisch untersuchten vier Fällen konnten zweimal pathologische Veränderungen im Lymphogramm beobachtet werden.

Ein 71 jähriger Mann mit einem ausgedehnten *Chondromyxosarkom* des rechten Oberschenkels zeigte im Lymphogramm einen vollständigen Unterbruch der Lymphzirkulation ventral und medial des Tumors mit Kollateralkreislauf über

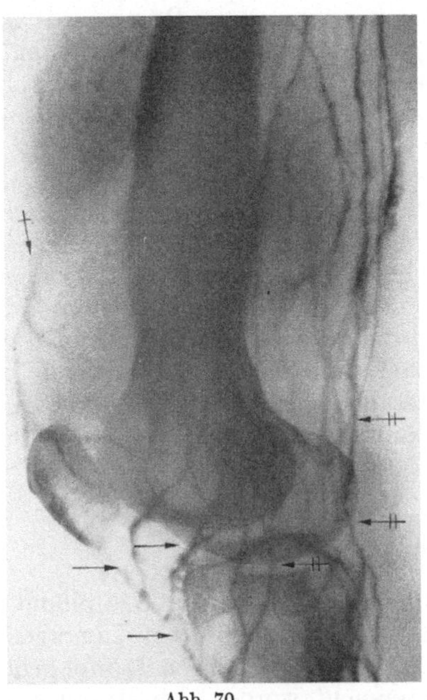

Abb. 70

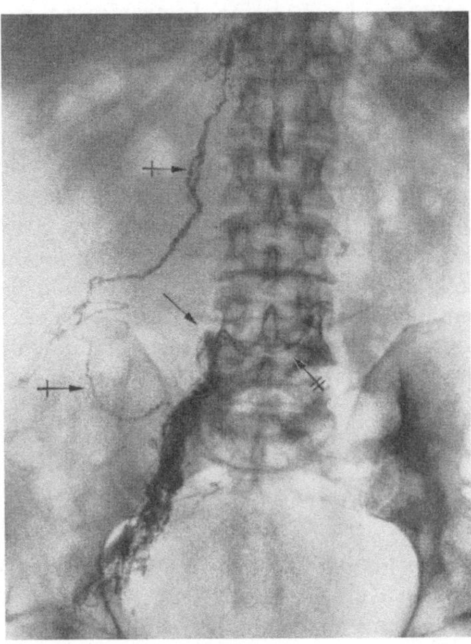

Abb. 71

Abb. 70. *Tumorinfiltration* der Lymphgefäße durch ein ausgedehntes *Chondromyxosarkom* des Oberschenkels. Vollständiger Unterbruch der Lymphzirkulation ventral und medial des Tumors (+→). Leichte Dilatation der Lymphgefäße peripher der Blockade (→). Kollateralkreislauf über dorsale und mediale Lymphgefäße (⧺→)

Abb. 71. *Tumorinfiltration bei zellreichem Neurinom.* Vollständiger Unterbruch der Lymphzirkulation auf Höhe von LWK 4 durch Tumorinfiltration (→). Kollateralkreislauf über Lymphgefäße der Fossa lumbalis (+→) und aortale Lymphgefäße der Gegenseite (⧺→) (operativ bestätigt).

dorsal und medial verlaufende Lymphgefäße (Abb. 70). Anhaltspunkte für Tumormetastasen in den inguinalen Lymphknoten bestanden lymphographisch nicht.

Bei einem anderen Patienten mit lokalisiertem *Myxosarkom* der Tibia waren die Lymphgefäße in Tumornähe sowie die regionären Lymphknoten bei der Lymphographie nicht pathologisch verändert.

Bei einem 61 jährigen Patienten mit einem *zellreichen Neurinom*, das wegen seines lokal infiltrierenden Wachstums als semimaligne zu bezeichnen ist, war lymphographisch ein vollständiger Unterbruch der Lymphzirkulation im Bereich der aortalen Lymphgefäße und Lymphknoten auf Höhe von LWK 4 festzustellen. Dadurch entstand ein Kollateralkreislauf über Lymphgefäße der Fossa lumbalis und zu den aortalen Lymphgefäßen der Gegenseite (Abb. 71). Bei der Laparotomie fand sich ein großer, den rechten Retroperitonealraum bis unter den Pankreaskopf infiltrierender Tumor.

Bei einem zehnjährigen Mädchen mit operativ bestätigten großen retroperitonealen Tumormassen eines *Neuroblastoms* konnte lymphographisch zwei Monate nach Abschluß der Radiotherapie nur noch eine durch Strahlenfibrose bedingte

Verkleinerung der iliakalen und aortalen Lymphknoten festgestellt werden (Abb. 27). Die vollständig intakte Lymphzirkulation durch normale Lymphgefäße erlaubte in diesem Fall die Annahme, daß der Tumor das retroperitoneale Lymphgefäßsystem nur umwachsen, nicht aber infiltriert hatte.

Viamonte et al. (1963) lymphographierten zwei Fälle von Fibrosarkom, zwei Fälle von Osteosarkom und einen Fall von Synovialsarkom ohne pathologische Veränderungen in den regionären Lymphknoten finden zu können. Boyd und Altmeier (1963) konnten bei einem malignen Synoviom des linken Oberschenkels lymphographisch keine Lymphknotenmetastasen nachweisen. Rüttimann und Del Buono (1964) beschrieben das Lymphogramm von ausgedehnten iliakalen und aortalen Lymphknotenmetastasen bei Ewingsarkom. Dabei war das lymphatische Gewebe der Lymphknoten fast vollständig zerstört, aber die Randsinus schienen doch weitgehend erhalten zu sein.

Die vorliegenden Erfahrungen in der lymphographischen Diagnostik von Sarkommetastasen sind noch zu gering, als daß gültige Aussagen gemacht werden könnten. Nach Rüttimann und Del Buono (1964) gelingt die Abgrenzung gegen Karzinommetastasen im Lymphogramm nicht. Pathologische Veränderungen durch direkte sarkomatöse Infiltration der Lymphgefäße in Tumornähe können lymphographisch gut dargestellt werden. Sie unterscheiden sich nicht vom Lymphogramm der karzinomatösen Tumorinfiltration, die ebenfalls zur Blockade der Lymphzirkulation mit Ausbildung eines Kollateralkreislaufs führt. Wie die Einzelbeobachtung des Neuroblastoms zeigt, ist allerdings die Tendenz zur malignen Infiltration des Lymphgefäßsystems je nach Tumorart verschieden.

4. Diskussion

Entstehung und Wachstum von Karzinommetastasen in die Lymphknoten sind von Zeidman und Buss (1954) durch Injektion von lebenden Tumorzellen des V^2-Karzinoms und Brown-Pierce-Karzinoms in die afferenten Lymphgefäße der Popliteallymphknoten von Kaninchen untersucht worden. Im Hinblick auf die lymphographische Diagnostik hat Tjernberg (1956, 1959, 1962) bei Kaninchen und Hunden ähnliche Experimente mit dem V^2-Karzinom vorgenommen. Aus den Befunden dieser Autoren geht hervor, daß Lymphknotenmetastasen durch kleine Gruppen von Krebszellen entstehen, die als Emboli über die afferenten Lymphgefäße in die Randsinus der Lymphknoten geschwemmt werden. Die Tumorzellen werden dabei zuerst in unmittelbarer Nähe der Einmündungsstelle der afferenten Lymphgefäße abgelagert. Oft kommen sie aber auch im Intermediärsinus und damit in eine gewisse Entfernung vom Randsinus zu liegen. Nach kurzer Zeit infiltrieren die malignen Zellgruppen das Lymphknotenparenchym. Mit zunehmendem Wachstum des Karzinoms bildet sich ein Tumor in der Randpartie des befallenen Lymphknotens, der in der Regel eine unregelmäßige Form aufweist.

Bei fortschreitendem Tumorwachstum kommt es zur Kompression des lymphatischen Gewebes und zur Infiltration der Lymphknotenkapsel und Obliteration der Randsinus. Da die Tumorzellen über mehrere afferente Lymphgefäße aus dem Primärtumor in die regionären Lymphknoten verschleppt werden, sind in der Peripherie der Lymphknoten meistens zahlreiche Metastaseherde verschiedener Größe vorhanden. In fortgeschrittenen Fällen werden die Lymphknoten vollständig vom Tumorgewebe durchsetzt. Die afferenten Lymphgefäße sind dann verschlossen und es kommt zur Blockade der Lymphzirkulation mit Ausbildung eines Kollateralkreislaufs. In manchen Fällen führen die malignen Zellverbände nicht in der ersten Lymphknotenstation des vom Primärtumor befallenen Organs zu Karzinommetastasen, sondern sie infiltrieren erst das Lymphknotenparenchym der zweiten und dritten Station. Eine schematische Zusammenstellung der verschiedenen Möglichkeiten der Karzinommetastasierung in regionären Lymphknoten ist von STRÄULI (1962) gegeben worden. Entsprechend den Untersuchungen von ENGESET (1958, 1959) und LUDWIG (1961) können die ersten regionären Lymphknoten durch Kurzschlüsse zwischen afferenten und efferenten Lymphgefäßen umgangen werden. Zudem besteht die Möglichkeit, daß sie im Nebenschluß zwischen großen Lymphbahnen liegt. Ferner ist es möglich, daß ein Lymphknoten von der Lymphe in einem stark erweiterten Intermediärsinus direkt durchflossen wird. Tumormetastasen in nicht regionären Lymphknoten entstehen, wenn bei Verschluß der Lymphgefäße durch Tumorinfiltration Stauung, Dilatation und Klappeninsuffizienz die retrograde Ausbreitung der Tumorzellen über Kollateralen erlaubt. Diese Möglichkeit der atypischen Metastasierung wird im Lymphogramm durch die Kontrastmittelfüllung der Kollateralen bei Blockade der Lymphzirkulation belegt. Tierexperimentelle Untersuchungen von EBGESET (1959, 1962, 1964) mit intralymphatischer Injektion von Zellen des Walker-Karzinoms 256 und Cr^{51} markierten Erythrozyten lassen zusammen mit den Ergebnissen ähnlicher Untersuchungen von DRINKER et al. (1934) und WIDDICOMBE et al. (1955) annehmen, daß ein Großteil der in die Lymphknoten gelangten Karzinomzellen zerstört wird. Dabei spielen bisher im einzelnen noch nicht abgeklärte humorale Mechanismen eine Rolle. Diese führen zu einer Zytolyse, wobei die Zelltrümmer dann durch Makrophagen phagozytiert werden. Aus diesem Grunde kommt es in den regionären Lymphknoten eines Primärtumors oft zu einer reaktiven Hyperplasie, die als Reaktion der Lymphknoten auf die Tumorzellen und ihre toxischen Abbauprodukte betrachtet werden muß.

Ölige und bis zu einem gewissen Grade auch wasserlösliche Kontrastmittel dringen nicht in das Karzinomgewebe ein. Damit entsprechen Tumormetastasen in Lymphknoten lymphographisch Füllungsdefekten. Form und Größe der Metastasenherde sind sehr unterschiedlich. Die von ihnen hervorgerufenen Kontrastmittelaussparungen im Lymphogramm zeigen deshalb ebenfalls ein verschiedenes Aussehen. Füllungsdefekte in Lymphknoten sind allerdings nicht pathognomonisch für Krebsmetastasen. Tierexperimentell konnten solche im Lymphogramm durch chirurgische Implantation von Polyäthylenkugeln erzeugt werden (FISCHER und ZIMMERMANN, 1959). Auch kleine Abszesse durch Infektion mit Staphylokokkentoxin (MALEK et al., 1959) und durch Koagulation mit dem Elektrokauter (FISCHER und ZIMMERMANN, 1959) haben lymphographisch Kontrastmittelaussparungen zur Folge.

Füllungsdefekte im Lymphogramm werden im normalen Lymphknoten des Menschen von den Lymphfollikeln hervorgerufen. Dabei sind diese regelmäßig über den ganzen Lymphknoten verteilt und haben eine rundliche, scharf begrenzte Form. Bei entzündlicher und reaktiver Hyperplasie werden die Lymphfollikel und damit auch die Füllungsdefekte größer. Sie behalten aber ihre Form und die regelmäßige Anordnung im vergrößerten Lymphknoten. Da auch Karzinomgewebe zu Füllungsdefekten im Lymphogramm führt, ist die Unterscheidung von Karzinommetastasen und Lymphfollikeln lymphographisch im Frühstadium der Tumormetastasierung sehr schwierig oder unmöglich. Nach TJERNBERG (1962) muß eine Karzinommetastase in einem Lymphknoten die Größe eines Lymphfollikels aufweisen, bis sie im Lymphogramm als Füllungsdefekt überhaupt zu erkennen ist. Aus den histopathologischen Untersuchungen von GOFFRINI et al. (1961) geht hervor, daß kleine neoplastische Infiltrationen in Lymphknoten nicht einmal mit Hilfe der Mikroradiographie erkannt werden. Damit ist das diagnostische Auflösungsvermögen der Lymphographie beschränkt. Kleine und damit frühe Krebsmetastasen in Lymphknoten können mit dieser Untersuchungsmethode nicht erfaßt werden. Entsprechend der Zusammenstellung der Ergebnisse von über 4000 Lymphographien durch KOEHLER et al. (1964) sind 22 Untersucher in Europa und den USA der Meinung, daß eine Karzinommetastase in einem Lymphknoten eine Größe von mindestens 5 bis 10 mm erreicht haben muß, bevor sie als solche erkannt werden kann.

Auch die Fibrolipomatose der Lymphknoten, bei der lymphatisches Gewebe durch Bindegewebe und Fettgewebe ersetzt wird, führt im Lymphogramm zu ausgedehnten Füllungsdefekten in den Lymphknoten. Meistens wird das Lymphknotenzentrum von diesen involutiven Vorgängen erfaßt, so daß lymphographisch zentrale Füllungsdefekte im Lymphknotenhilus entstehen. Karzinommetastasen befallen im Gegensatz dazu fast ausschließlich die peripheren Abschnitte und Randsinus der Lymphknoten. Die verschiedene Lokalisation erlaubt somit in den meisten Fällen lymphographisch eine sichere Unterscheidung zwischen Karzinommetastasen und fibrolipomatösen Herden.

Karzinommetastasen führen im Lymphogramm zu folgenden pathologischen Veränderungen:

vergrößerte oder normal große Lymphknoten mit Füllungsdefekten, vor allem in den Randsinus, seltener im Lymphknotenzentrum,

vollständige Infiltration der Lymphknoten durch Tumorgewebe mit Behinderung der Lymphzirkulation, Kollateralen über benachbarte Lymphgefäße und Kontrastmittelextravasate.

a) Füllungsdefekte in Lymphknoten

Die Füllungsdefekte in den von Karzinommetastasen befallenen Lymphknoten sind in der Speicherphase der Lymphographie am deutlichsten zu sehen. Entsprechend ihrer Entstehungsart führen Karzinommetastasen in der Regel zu Füllungsdefekten in den Randpartien der Lymphknoten. Die Konturen der Füllungsdefekte sind meistens scharf begrenzt. Ihre Form ist oval oder rundlich, meistens aber unregelmäßig (Abb. 40, 41, 42, 46, 53, 55, 57, 59, 61 b, 62 b, 64, 65). Füllungsdefekte werden am besten im tangentialen Strahlengang beurteilt, wozu oft Röntgenaufnahmen in verschiedenen Richtungen und Schichtaufnahmen notwendig sind. Zudem ist die gemeinsame Beurteilung der Füllungs- und Speicherphase der Lymphographie außerordentlich wichtig. Die in die Lymphknoten einmündenden afferenten Lymphgefäße lassen die Randsinus der Lymphknoten anatomisch genau bestimmen. Die efferenten Lymphgefäße lokalisieren den Lymphknotenhilus. Füllungsdefekte im Lymphknotenhilus sind meistens durch fibrolipomatösen Ersatz bedingt (Abb. 32, 33, 36), während Füllungsdefekte in der Lymphknotenperipherie, wie Konturunterbruch der Lymphknotenkapsel, durch Tumorgewebe hervorgerufen werden. Wenn keine Füllungsdefekte in den Randpartien des Lymphknotens vorhanden sind, entspricht ein Füllungsdefekt im Lymphknotenzentrum niemals Tumorgewebe. Von Karzinommetastasen befallene Lymphknoten sind vor allem bei starker Wachstumstendenz des Tumors meistens ziemlich stark vergrößert. Das noch erhaltene Lymphknotenparenchym zeigt dabei eine unauffällige Struktur oder ist durch Hyperplasie leicht aufgelockert. Andere karzinomatöse Lymphknoten bleiben klein oder nehmen nur wenig an Größe zu.

b) Blockade der Lymphzirkulation, Lymphostase und Ausbildung eines Kollateralkreislaufs

Bei totaler Überwucherung der Lymphknoten durch Karzinomgewebe fehlt die Kontrastmittelspeicherung vollständig, weil das lymphatische Gewebe durch den malignen Tumor zerstört ist. Meistens ist dabei eine ganze Gruppe von

Lymphknoten aus der Lymphzirkulation ausgeschaltet. Dabei brauchen aber allerdings nur die distalen Lymphknoten von Tumorgewebe infiltriert zu sein. Die peripher der mit Karzinomgewebe durchwucherten Lymphknoten entstehende *Lymphstauung* ist an den erweiterten Lymphgefäßen zu erkennen, die noch 24 Std nach der Injektion oder länger mit Kontrastmittel gefüllt bleiben. Oft kommt es sogar bei erhöhtem intralymphatischem Druck zu *Kontrastmittelextravasaten* ins perilymphatische Bindegewebe.

Als *Kollateralen* füllen sich Lymphgefäße mit Kontrastmittel, die lymphographisch normalerweise nie oder nur selten sichtbar sind. Bei Verschluß der Gefäße durch Tumorinfiltration kommt es zur Lymphostase, zur Insuffizienz der die zentripetale Lymphzirkulation gewährleistenden Klappen. Dadurch entsteht ein retrograder Lymphstrom, der zur Kontrastmittelfüllung der Lymphgefäße des Kollateralkreislaufs führt. Auch können sich vorbestehende Gefäßverbindungen zwischen denen durch Tumorinfiltration befallenen und noch intakten Lymphgefäßen öffnen. Ferner ist es sogar möglich, daß Kollateralen aus neugebildeten Lymphgefäßen hervorgehen (Rouvière, 1932). Bei Totalverschluß der Lymphgefäße durch Tumorinfiltration kann das Kontrastmittel als Umgehungskreislauf in die Bindegewebsscheiden der Blutgefäße austreten (Herman et al. 1964). Auch endoneurale und perineurale Lymphgefäßscheiden werden als Kollateralen mit Kontrastmittel gefüllt (Wallace 1963, Greening und Wallace, 1963). Differentialdiagnostisch sind diese Veränderungen von Kontrastmittelextravasaten nur schwer abzugrenzen.

Bei Unterbrechung der Lymphzirkulation sind auch häufig *lymphovenöse Anastomosen* vorhanden. Das Kontrastmittel tritt dabei von den Lymphgefäßen in die Venen über. Hier bleibt es oft liegen, weil durch Agglomeration einzelne der im Venenlumen entstehenden Kontrastmitteltröpfchen zu groß sind, um weitertransportiert werden zu können. Differentialdiagnostisch muß der Kontrastmittelübertritt in die Venen im Lymphogramm von Kontrastmittelextravasaten abgegrenzt werden. Gelangt öliges Kontrastmittel in Venen des Pfortaderkreislaufs, so kommt es zu Ölembolien in kleinen Pfortaderästen der Leber. Ein Übertritt des Kontrastmittels in Venen des Cavasystems führt zu ausgedehnten Embolien in feinen Lungenkapillaren. Wegen dieser Komplikationen soll bei vollständigem Unterbruch der Lymphzirkulation die Kontrastmittelinjektion vorsichtig und nur mit kleinen Mengen erfolgen. Lymphovenöse Anastomosen sind tierexperimentell von Yoffey und Courtice (1956), Engeset (1959), Pressman und Simon (1961), Pressman et al. (1962), Threefoot et al. (1963) und Belán et al. (1963) nachgewiesen worden. Carlsten und Olin (1951) fanden nach Ligatur des Ductus thoracicus erst nach zwei Wochen lymphatico-venöse Anastomosen. Malek et al. (1959) wiesen bei Lymphknoten nach Anthraxinfektion direkte lymphatico-venöse Verbindungen im Bereiche der entzündlichen Veränderungen nach. Bron et al. (1963) haben im Hinblick auf die bei der Lymphographie mit öligem Kontrastmittel möglichen Komplikationen ähnliche Experimente an Hunden durchgeführt. Dabei konnten sie nach Ligatur der efferenten Lymphgefäße eines Lymphknotens den Übertritt von Luftblasen aus Lymphgefäßen in Venen beobachten. Anastomosen zwischen Lymphgefäßen und Venen sind nur bei Verschluß der efferenten Lymphgefäße eines Lymphknotens vorhanden. Lymphatico-venöse Anastomosen sind unter normalen Verhältnissen wahrscheinlich relativ wenig oder überhaupt nicht durchgängig. Liegt jedoch eine Behinderung der Lymphzirkulation vor, so werden sie als zusätzliche Kollateralen funktionell von Bedeutung. Ein indirekter Beweis für ihr Vorkommen sind die bei Unterbruch der Lymphzirkulation entstehenden Kontrastmittelembolien in die Lungen und Leber.

Ein Kollateralkreislauf von Lymphgefäßen ist für eine maligne Tumorinfiltration nicht pathognomonisch. Primär chronisches Lymphödem und traumatisches oder entzündliches sekundär chronisches Lymphödem zeigen ebenfalls Kollateralgefäße. Anamnese und klinischer Befund erlauben, zusammen mit der Lymphographie, in solchen Fällen meistens die richtige Diagnose zu stellen. Schwieriger ist die Interpretation der Lymphographie bei Patienten, deren Tumoren durch Lymphknotenexzision oder Radiotherapie behandelt wurden. Diese therapeutischen Eingriffe können nämlich ebenfalls zu einer Behinderung der Lymphzirkulation und damit zur Ausbildung eines Kollateralkreislaufs führen. In solchen Fällen lassen sich Tumorinfiltration und Strahlenfibrose lymphographisch fast nicht unterscheiden. Sind zahlreiche Kollateralen vorhanden, so spricht dies eher für das zusätzliche Vorliegen einer malignen Tumorinfiltration. Zudem kommt ein maligner Prozeß nur bei Blockade der Lymphzirkulation im Bereich der regionären Lymphknoten als Ursache in Frage. Normale Lymphgefäße und Lymphknoten zeigen als Strahlenreaktion nur eine Verkleinerung der Lymphknoten und eine Verminderung des Kalibers der Lymphgefäße, aber keine Behinderung der Lymphzirkulation (Abb. 37, 38)*.

Die Art des Kollateralkreislaufs ist durch die topographisch anatomische Lokalisation der malignen Tumorinfiltration bestimmt. Liegt ein Verschluß der subkutanen Lymphgefäße im *Unter-* oder *Oberschenkel* vor, so erfolgt der Kollateralkreislauf von den Lymphgefäßen der Vena-saphena-magna-Gruppe über solche der Vena-saphena-parva-Gruppe und tiefe Lymphgefäße oder umgekehrt. Zusätzlich sind immer interstitielle und kutane Lymphgefäße als Kollateralen vorhanden (Abb. 71).

Bei Obliteration der Lymphgefäße und Lymphknoten in der *Leistengegend* bilden sich Kollaterale über subkutane Lymphgefäße im Oberschenkel, im äußeren Genitale (Skrotum, Vulva) und Perineum zur Gegenseite sowie in den Lymphgefäßen der lateralen und medialen Bauchwand (Abb. 54, 61).

Bei Unterbruch der Lymphzirkulation im *kleinen Becken* durch Tumorinfiltration in die Lymphonodi iliaci externi, füllen sich medial im kleinen Becken gelegene Lymphgefäße als Kollateralen zur Gegenseite (Abb. 45, 48). Auch sind Lymphgefäße der Harnblase, des Uterus und des Rectum als Kollateralen möglich (Abb. 45, 48). Ferner stellen sich sehr häufig Lymphgefäße des Retroperitoneum im Bereiche der Beckenschaufeln dar (Abb. 47, 48, 62). Gelegentlich kommt es sogar zu Kontrastmittelextravasaten in die freie Bauchhöhle oder in das Lumen von Organen des kleinen Beckens (Abb. 47, 48). Sind die medialen externen iliakalen Lymphgefäße verschlossen, so führen die Kollateralen über die lateralen externen iliakalen Lymphgefäße (Abb. 44, 46). In seltenen Fällen kommen Kollateralen zur Axilla vor (Wallace, 1963). Bei vollständiger Tumorüberwucherung der Lymphonodi iliaci communes füllen sich retroperitoneale Lymphgefäße und Lymphknoten als Kollateralen, die nach Umgehung der Obstruktion wieder in paraaortale Lymphgefäße und Lymphknoten einmünden (Abb. 71).

Bei Tumorinfiltration der Lymphonodi aortici im *Retroperitonaeum* entsteht am häufigsten ein Kollateralkreislauf über die Lymphgefäße und Lymphknoten der Gegenseite. Die intakten Lymphgefäße und Lymphknoten proximal der Tumormetastasen sind dabei meistens wieder mit Kontrastmittel gefüllt (Abb. 43). Gelegentlich vorkommende anatomische Variationen, bei denen einzelne Lymphknotengruppen nicht mit Kontrastmittel gefüllt werden, sind hier differential-

---

* Eine unspezifische reaktive Hyperplasie der Lymphknoten kann ebenfalls zur Blockade der Lymphzirkulation führen, wie dies Fisch und Del Buono (1963) und Fisch (1964) mit der cervicalen Lymphographie und histologischen Untersuchungen bei Karzinomen des Larynx und Hypopharynx nachweisen konnten. Ähnliche Befunde bei den inguinalen, pelvinen und aortalen Lymphknoten wurden bis heute weder in der vorliegenden Untersuchungsreihe noch von anderen Autoren gefunden.

diagnostisch auszuschließen. Eine fehlende Verdrängung der Vena cava inferior bei der Cavographie und der regelrechte Verlauf der Ureteren bei der Urographie sprechen für das Vorliegen einer anatomischen Variante und gegen Tumorinfiltration (Abb. 17).

Bei *Obstruktion des Ductus thoracicus* durch Tumorinfiltration entsteht ein Kollateralkreislauf über gastro-intestinale Lymphgefäßgruppen und Nebenäste des Ductus thoracicus. Infolge der Dilatation der Lymphgefäße proximal der Obstruktion kommt es zur sekundären Insuffizienz der Lymphgefäßklappen und damit zum chylösen Reflux. Dadurch wird das Auftreten eines Chylascites oder Chylothorax möglich, wobei bei der Lymphographie Kontrastmittel in die freie Bauchhöhle oder in den Pleuraraum austreten kann. Ferner entsteht bei Reflux in die Lymphgefäße der Nieren eine Chylurie. Diese pathologischen Veränderungen sind ähnlich denjenigen wie sie von SERVELLE (1963), COHEN et al. (1963), SWANSON (1963), KINMONTH und TAYLOR (1964), TURIAFF (1964) und BISMUTH et al. (1964) bei kongenitalen Lymphgefäßmißbildungen beschrieben wurden. Gelegentlich füllen sich bei Verschluß des Ductus thoracicus über Kollateralen interkostale Lymphgefäße und axilläre Lymphknoten (WALLACE, 1963, 1964).

Die *Dislokation von Lymphgefäßen und Lymphknoten* ist ein indirekter diagnostischer Hinweis auf das Vorhandensein maligner Tumoren. Die Beurteilung solcher Verdrängungen ist wegen der zahlreichen Variationen in der topographischen Anatomie der Lymphgefäße und Lymphknoten recht schwierig. Nur wenn gleichzeitig andere Zeichen der Tumorinfiltration, wie Füllungsdefekte in den Lymphknoten und Blockade der Lymphzirkulation mit Kollateralkreislauf vorliegen, kann eine Verlagerung von Lymphgefäßen und Lymphknoten diagnostisch verwertet werden.

Große, präsakral im kleinen Becken gelegene Tumoren im Sinne eines „frozen pelvis“ verdrängen Lymphknoten und Lymphgefäße recht häufig. Dabei bleiben die lymphographischen Veränderungen nach Radiotherapie oft bestehen (WALLACE, 1963). Im Gegensatz dazu bildet sich die Dislokation der paraaortalen Lymphgefäße und Lymphknoten durch Tumorgewebe nach erfolgreicher Therapie meistens zurück (Abb. 53, 97).

Eine Verlagerung des Ductus thoracicus durch intrathorakale Tumoren ist nur möglich, wenn diese eine sehr große Ausdehnung erreicht haben.

Auf Grund der bis heute vorliegenden Erfahrungen können verschiedene histologische Karzinomtypen im Lymphogramm nicht unterschieden werden. Da die Art der Metastasierung für alle Karzinomtypen im wesentlichen gleich ist und Karzinomgewebe unabhängig vom histologischen Aufbau im Lymphogramm zu Füllungsdefekten führt, kann für die einzelnen Karzinomtypen kein Unterschied in der röntgenologischen Symptomatik bestehen. Eine Artdiagnose der Karzinome ist lymphographisch folglich nicht möglich.

Melanome rufen im Lymphogramm vor allem sphärische Füllungsdefekte in den befallenen Lymphknoten hervor. Damit unterscheiden sie sich lymphographisch von den Karzinommetastasen. Diese Besonderheit läßt sich vielleicht folgendermaßen erklären: Die Zahl der aus dem Primärtumor ausgeschwemmten und in den regionären Lymphknoten eintreffenden Tumorzellen ist beim stark zur lymphogenen Metastasierung neigenden malignen Melanom wahrscheinlich so groß, daß die pathologischen Zellen sich nicht nur wie bei den Karzinomen in den Randsinus, sondern vor allem im Zentrum der Lymphknoten ansiedeln. Dadurch kommt es hauptsächlich im Innern der Lymphknoten zum Wachstum des Tumorgewebes, was zu zentralen Füllungsdefekten im Lymphogramm führt. Andererseits neigen lymphogene Metastasen von malignen Melanomen, ähnlich den Karzinommetastasen, ausgesprochen zur Infiltration und Blockade der Lymphgefäße.

Direkte Tumorinfiltration vom Primärtumor aus und karzinomatöse Wucherung der Lymphknotenmetastasen in die Umgebung können im Lymphogramm beide zum Unterbruch der Lymphzirkulation führen. Die Ätiologie der pathologischen Veränderungen ist in diesen Fällen nur auf Grund der pathologisch-anatomischen Lokalisation und des klinischen Befundes möglich. Liegt beispielsweise bei einem Portiokarzinom klinisch eine direkte Tumorinfiltration der Parametrien bis zur Beckenwand vor, so wird die Blockade der Lymphzirkulation eindeutig durch die direkte Tumorinfiltration hervorgerufen. Bestehen jedoch klinisch keine Anhaltspunkte für einen Befall der Parametrien durch karzinomatöse Infiltration und ist im Lymphogramm aber eine Obliteration der Lymphgefäße sichtbar, so kommt diese auch bei fehlender Darstellung von Lymphknoten mit pathologischen Füllungsdefekten durch Lymphknotenmetastasen zustande.

Entsprechend der topographisch-anatomischen Röntgenanatomie lassen sich die medial im kleinen Becken gelegenen Lymphknoten lymphographisch nicht darstellen. Sie sind in der Regel früher von Karzinommetastasen der Organe des kleinen Beckens befallen als die lateralen. Eine normale Lymphographie schließt deshalb Metastasen in den medial gelegenen Lymphknoten nicht aus. Maligne Metastasen in diesen Knoten können aber in der Regel klinisch diagnostiziert werden. Andererseits ist die klinische Untersuchung der lateral im kleinen Becken gelegenen Lymphknoten unvollständig. Pathologische Veränderungen in diesen Lymphknoten werden jedoch durch die Lymphographie erfaßt.

Bei normaler erster und zweiter regionärer Lymphknotenstation eines Primärtumors ist meistens die dritte ebenfalls nicht von Tumormetastasen befallen, auch wenn sie lymphographisch einen auf Tumorinfiltration suspekten Befund zeigt. Ist die erste und zweite regionäre Lymphknotenstation eines Primärtumors wegen der topographisch-anatomischen Verhältnisse im Lymphogramm nicht sichtbar und zeigt die dritte einen suspekten Befund, so muß dieser diagnostisch eingehend abgeklärt werden. Die genaue Kenntnis der topographischen Anatomie der regionären Lymphknoten des vom Karzinom befallenen Organs ist somit von großer praktischer Bedeutung.

Zusammenfassend kann gesagt werden, daß die Lymphographie allen indirekten röntgendiagnostischen Methoden in der Beurteilung lymphogener Tumormetastasen weit überlegen ist, weil sie pathologische Veränderungen in Lymphknoten und Lymphgefäßen direkt darstellt, genau lokalisieren läßt und damit einer erfolgreichen Therapie besser zugänglich macht. Immerhin ist zu bemerken, daß kleine und damit frühe Metastasenherde in Lymphknoten lymphographisch nur schwierig und oft überhaupt nicht zu beurteilen sind. Das begrenzte Auflösungsvermögen der makroskopischen Methode der Lymphographie, die große Variation der Lymphknoten mit ihren physiologischen Füllungsdefekten und die fehlende Darstellung der medial im kleinen Becken gelegenen und einzelner aortaler Lymphknoten, die oft zuerst von Metastasen befallen sind, führt zu einer Einschränkung der diagnostischen Möglichkeiten der Lymphographie in der Früherfassung von Krebsmetastasen. Eine eindeutige lymphographische Diagnose von Tumormetastasen kann oft erst gemacht werden, wenn die klinischen Zeichen schon positiv sind und indirekte Röntgenmethoden die Veränderungen diagnostizieren lassen. Andererseits konnten in zahlreichen Fällen Karzinommetastasen durch die Lymphographie festgestellt werden, bei denen klinische Zeichen unsicher waren oder überhaupt fehlten. Die Tatsache, daß die Lymphographie nur pathologische Befunde mit makroskopischer Ausdehnung feststellen läßt, gilt für jede klinische Abklärungsmethode und Röntgenuntersuchung und tut der Lymphographie keinen Abbruch. Jede Methode hat ihre Leistungsgrenze, die bei ihrer Anwendung unbedingt berücksichtigt werden muß. Nicht nur für den Nachweis von Tumormetastasen in den ersten regionären Lymphknotenstationen, sondern auch für die Beurteilung der zweiten und dritten regionären Lymphknotenstationen ist die Lymphographie von entscheidender Bedeutung. Kurative und palliative Krankheitssituationen können nämlich bei Kenntnis des Zustandes dieser Lymphknoten exakter umschrieben, die Möglichkeiten eines operativen Eingriffes genauer abgewogen und bei bedingter Operabilität die Indikation zur Vorbestrahlung gestellt werden.

III. Primäre maligne Tumoren des Lymphsystems

Differenzierung und damit Klassifizierung der primären malignen Lymphknotentumoren ist wegen der häufig vorkommenden histologischen Zwischenformen schwierig. Die hier verwendete pathologisch-anatomische Einteilung (Tab. 3) der neoplastischen Lymphknotenaffektionen und die Beschreibung ihrer histologischen Merkmale geschieht in Anlehnung an die Arbeiten von Robb-Smith (1938, 1947), Gall und Mallroy (1942), Jackson und Parker (1947). Heilmeyer und Begemann (1951), Lennert (1955), Rüttner und Maier (1960), Leiber (1961) und Cottier (1963).

Tabelle 3:

Übersicht über die lymphographischen Befunde bei 94 Patienten mit primären malignen Lymphknotentumoren

Tumorart	Anzahl der Patienten	Lymphographie positiv	Lymphographie negativ
Lymphogranuloma Hodgkin	42	28	13
Großfollikuläres Lymphoblastom Brill-Simmers	2	2	—
Retikulosarkom	16	6	10
Lymphosarkom	23	12	11
Chronische lymphatische Leukämie	12	12	—
Total	94	60	34

1. Lymphogranuloma Hodgkin

Das histologische und damit auch das lymphographische Bild des Lymphogranuloma Hodgkin ist sehr vielgestaltig. Von mehreren Autoren sind je nach der im Vordergrund stehenden Art der Zell- und Gewebsproliferation verschiedene Typen unterschieden worden (Jackson und Parker, 1944, 1947, Lennert, 1955, Leiber, 1961, Lukes, 1963).

Die *Frühstadien des Lymphogranuloma Hodgkin* sind histologisch uncharakteristisch. Unspezifische subakute Lymphadenitis mit erhaltener Lymphknotengesamtstruktur und uncharakteristische lymphatische Hyperplasie mit bereits veränderter Lymphknotenstruktur sind dabei die histologischen Veränderungen. Sekundärknötchen sind nur noch vereinzelt erhalten, die Lymphsinus sind schmal. Das lymphatische Gewebe ist voll von Lymphozyten, lymphoiden Zellen und großen runden Retikulumzellen mit Übergangsformen zu Sternbergschen Riesenzellen. Infiltrate von eosinophilen Leukozyten und Plasmazellen sind meistens vorhanden. Als weitere Frühveränderung wird die lymphoretikuläre Hyperplasie mit starker Proliferation der Retikulumzellen und einzelnen Sternbergschen

Riesenzellen beschrieben. Hier bleiben nur noch inselförmige Lymphozytenansammlungen erhalten. Zudem bestehen kleine Infiltrate von Plasmazellen und eosinophilen Leukozyten. In manchen Fällen kommt es zur kleinherdigen epiteloidzelligen Proliferation im normalen Lymphknotenparenchym.

Im Lymphogramm kann diese *Frühphase* des Lymphogranuloma Hodgkin von einer unspezifischen Lymphadenitis oder reaktiven Lymphknotenhyperplasie nicht unterschieden werden. Die Form der Lymphknoten ist erhalten, rund, oval bis länglich, die Randsinus sind intakt und scharf begrenzt. Die Lymphknotenstruktur des Speicherbildes läßt eine gleichmäßige kleintropfige, selten großtropfige Verteilung des Kontrastmittels sowie zahlreiche rundliche Füllungsdefekte der vergrößerten Lymphfollikel erkennen (Abb. 72).

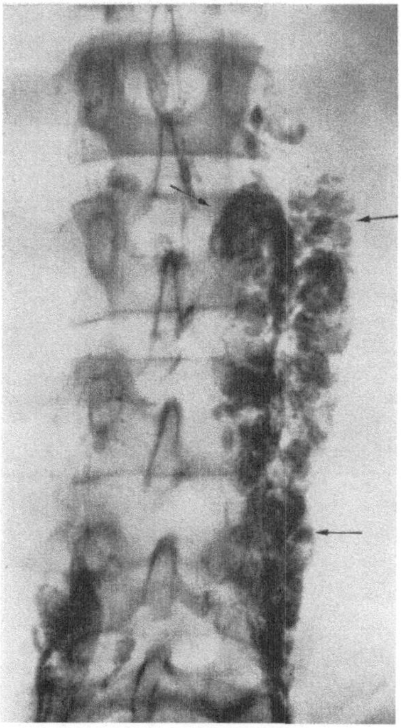

Abb. 72. *Lymphknotenhyperplasie bei Lymphogranuloma Hodgkin.* Ovale und längliche aortale Lymphknoten mit gleichmäßiger kleintropfiger selten großtropfiger Speicherstruktur (23jähriger Mann. Krankheitsdauer 3 Monate)

Das *Vollbild* der Lymphogranulomatose ist durch das Auftreten von Granulomen mit Sternbergschen Risenzellen charakterisiert. Zudem bestehen meist herdförmige Infiltrate von eosinophilen Leukozyten, Myelozyten, neutrophilen Leukozyten und Plasmazellen. Die granulomatösen Bezirke verdrängen das lymphatische Gewebe, vergrößern die Lymphknoten und führen, da sie öliges Kontrastmittel nicht speichern, zur Kontrastmittelaussparung. Im Lymphogramm können große solitäre *ausgestanzte lakunäre Füllungsdefekte* die Lymphknoten fast vollständig durchsetzen, wobei nur noch einzelne unzusammenhängende Reste von Lymphknotenparenchym mit Kontrastmittel gefüllt sind (Abb. 73).

In anderen Fällen kommt es lymphographisch zu einer *lakunenartigen Auflockerung der Speicherstruktur*, welche Wallace et al. (1961) als mottenfraßähnlich bezeichnen (Abb. 74, 75, 76). Die Lakunen sind unregelmäßig und erreichen ein verschiedenes Ausmaß. Meistens sind sie im Zentrum der Lymphknoten gelegen, doch können sie auch randständig sitzen und dann den Randsinus an dieser Stelle unterbrechen.

Bei sehr großen Lakunen entsteht im Lymphogramm eine *grobfleckige verwaschene Speicherstruktur* (Rüttimann und Del Buono, 1962, 1964, Del Buono, 1963) mit inhomogenen scholligen Kontrastmittelablagerungen (Abb. 77).

Durch das weitere Fortschreiten des granulomatösen Prozesses vergrößern sich die Füllungsdefekte. Das lymphatische Gewebe im Zentrum der Lymphknoten wird zerstört, und es bleiben nur noch in der Peripherie der Lymphknoten Reste von Kontrastmittel speicherndem lymphatischem Gewebe erhalten. Dadurch vergrößern sich die Lymphknoten beträchtlich bis zu einem Durchmesser von 10 cm und erhalten ein *blasenartiges Aussehen* (Abb. 78). Die Kontrastmittelspeicherung in den Randsinus ist in der Regel gut, so daß eine scharfe Begrenzung der Lymphknoten zustande kommt. Die Innenstruktur der Lymphknoten ist nicht mehr zu erkennen und die Reste des mit Kontrastmittel gefüllten lymphatischen Gewebes an der Oberfläche der Lymphknoten führen zu einer feinstrukturierten schleierartigen oder netzförmigen Zeichnung mit tropfenförmigen Kontrastmittelablagerungen.

Das *fibrotische Stadium des Lymphogranuloma Hodgkin*, das spontan, besonders aber durch die Einwirkung therapeutischer Maßnahmen zustande kommt, ist durch eine diffuse Fibrosierung und Hyalinisierung gekennzeichnet. Dabei kommt

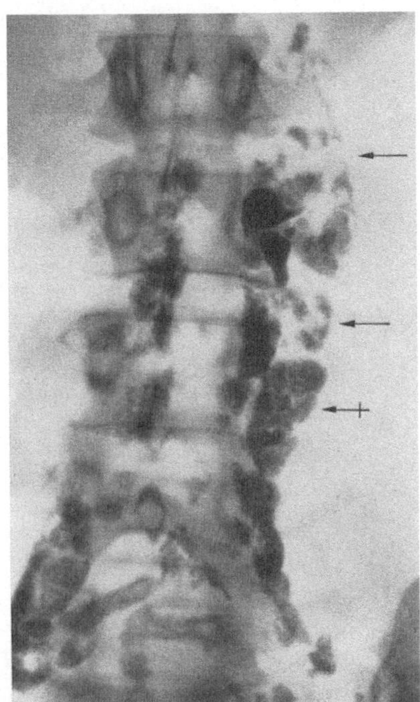
a

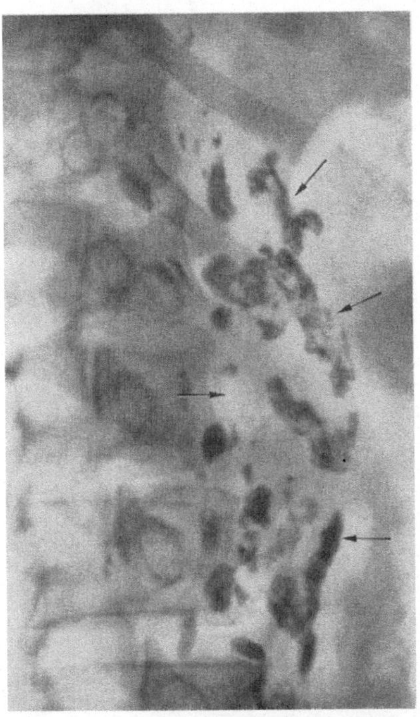
b

Abb. 73 a u. b. *Ausgestanzte lakunäre Füllungsdefekte bei Lymphogranuloma Hodgkin.* a Aortale Lymphknoten mit lakunären Füllungsdefekten (→) und Zeichen der Lymphknotenhyperplasie (+→) (21 jährige Frau. Krankheitsdauer 2 Jahre). b Ausgedehnte lakunäre Füllungsdefekte in aortalen Lymphknoten (→). Nur noch vereinzelte Reste von Lymphknotenparenchym sind mit Kontrastmittel gefüllt (37 jähriger Mann. Krankheitsdauer 3 Monate)

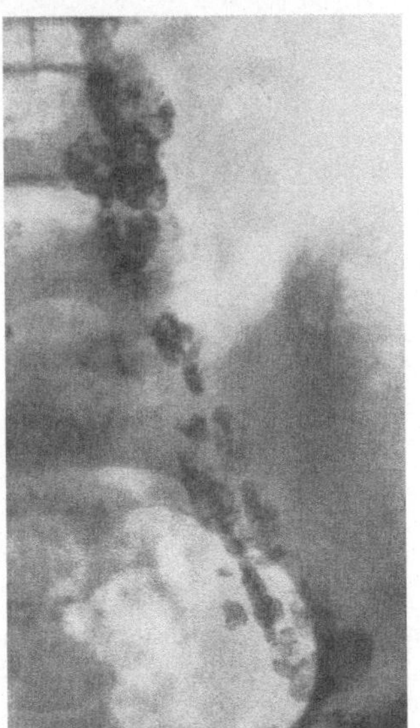
a

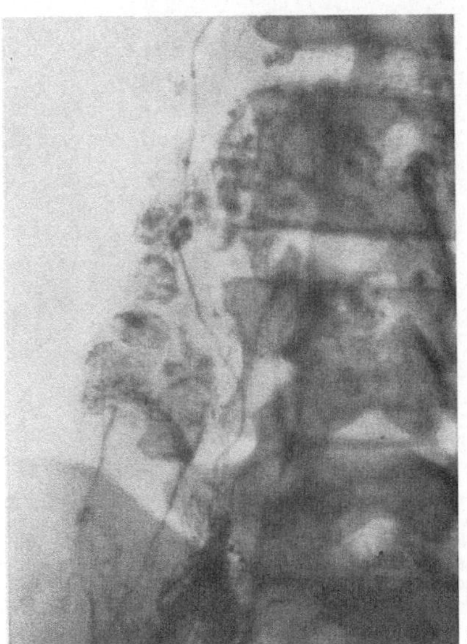
b

Abb. 74 a u. b. *Lakunenartige Auflockerung der Speicherstruktur bei Lymphogranuloma Hodgkin.* Unregelmäßige zentrale und teilweise randständige Füllungsdefekte verschiedener Größe in vergrößerten iliakalen und aortalen Lymphknoten. a 8 jähriges Mädchen. Krankheitsdauer 14 Monate. b 31 jährige Frau. Krankheitsdauer 2 Jahre

es allmählich zu einer vollständigen bindegewebigen Umwandlung der Lymphknoten mit totalem Verschwinden der zellulären Elemente. Im Lymphogramm

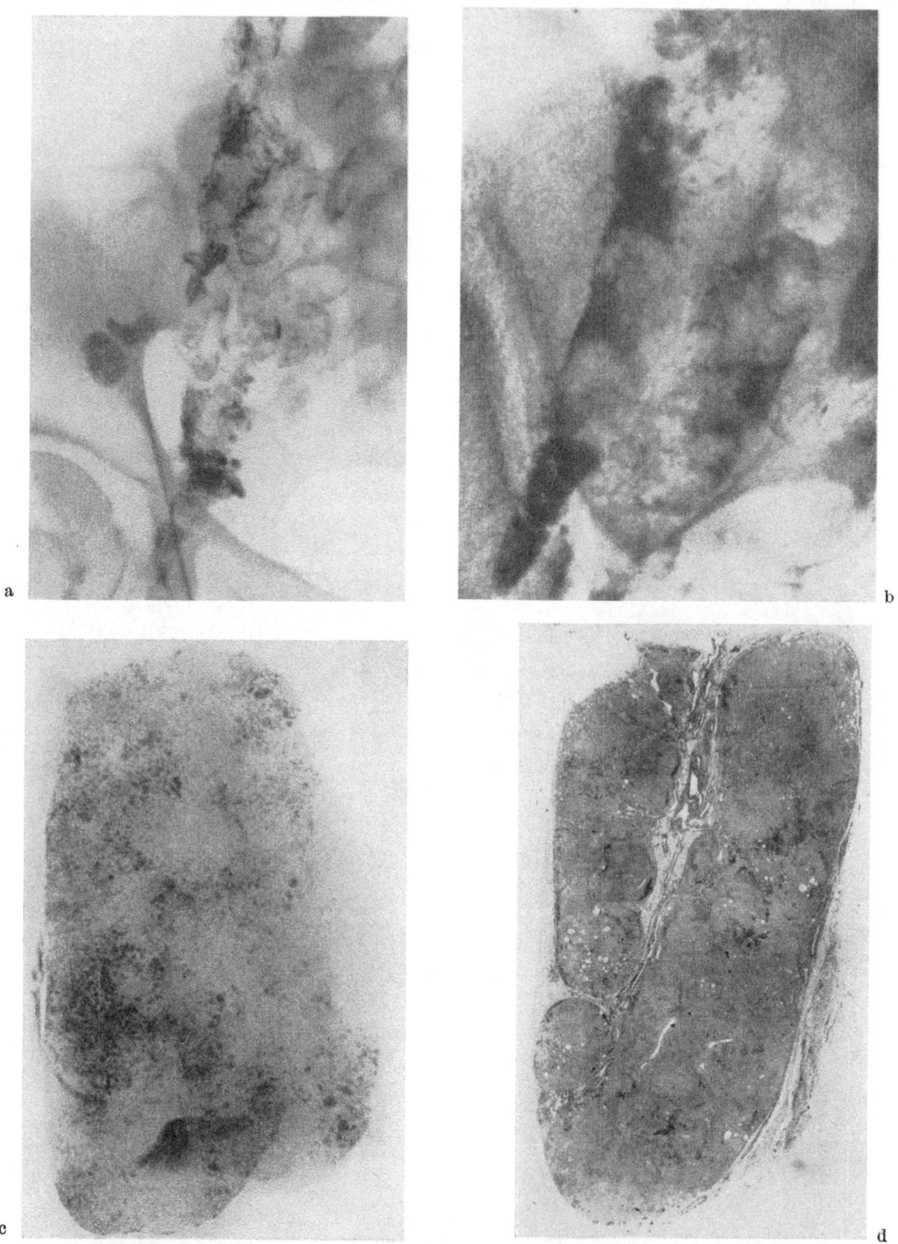

Abb. 75a–d. *Lakunäre Auflockerung der Speicherstruktur bei Lymphogranuloma Hodgkin* (29jähriger Mann. Krankheitsdauer 8 Monate). a Übersichtsaufnahme iliakaler Lymphknoten. Große rundliche Füllungsdefekte durch das pathologische Granulationsgewebe. b Vergrößerungsaufnahme. c Röntgenaufnahme des pathologisch-anatomischen Präparates. d Histologischer Schnitt (Paraffinschnitt, Hämatoxylin-Eosin-Färbung, 10fache Vergrößerung). Die Herde von pathologischem Granulationsgewebe entsprechen den großen lakunären Füllungsdefekten. (Pathologisches Institut der Universität Bern)

fehlt die Darstellung von Lymphknoten fast vollständig. Nur noch vereinzelte feine Lymphgefäße, welche um die von fibrotischem Tumorgewebe überwucherten

Lymphknoten herumziehen und kleine Lymphknotenparenchymreste sind mit Kontrastmittel gefüllt (Abb. 79). Das Lymphogramm der fibrotischen Form des

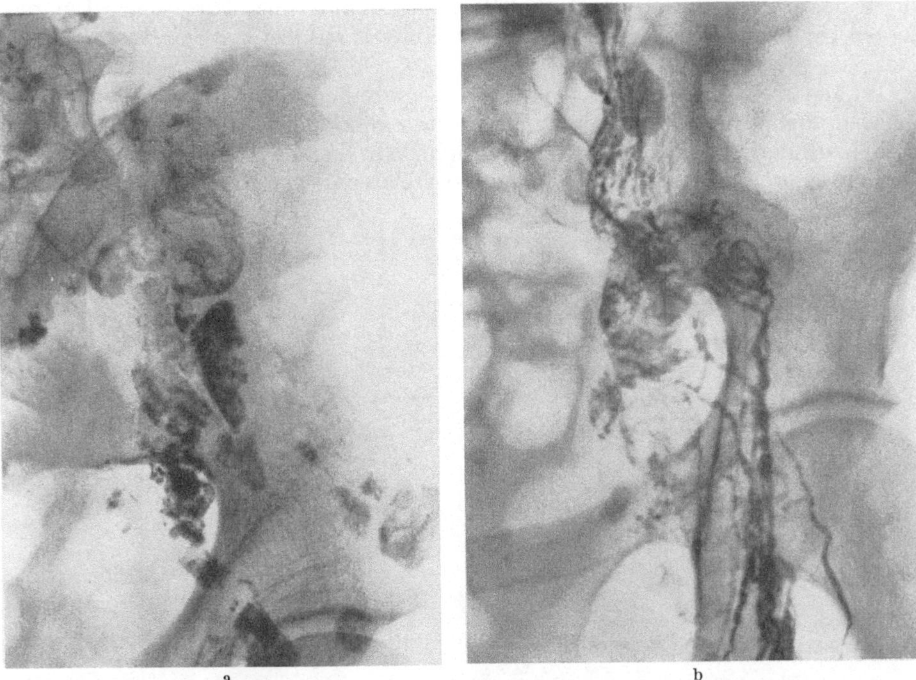

a b

Abb. 76 a u. b. *Lakunenartige Auflockerung der Speicherstruktur bei Lymphogranuloma Hodgkin.* Große unregelmäßige zentrale und randständige Füllungsdefekte in vergrößerten iliakalen Lymphknoten. a 25jähriger Mann. Krankheitsdauer 9 Monate. b 48jährige Frau. Krankheitsdauer 10 Jahre

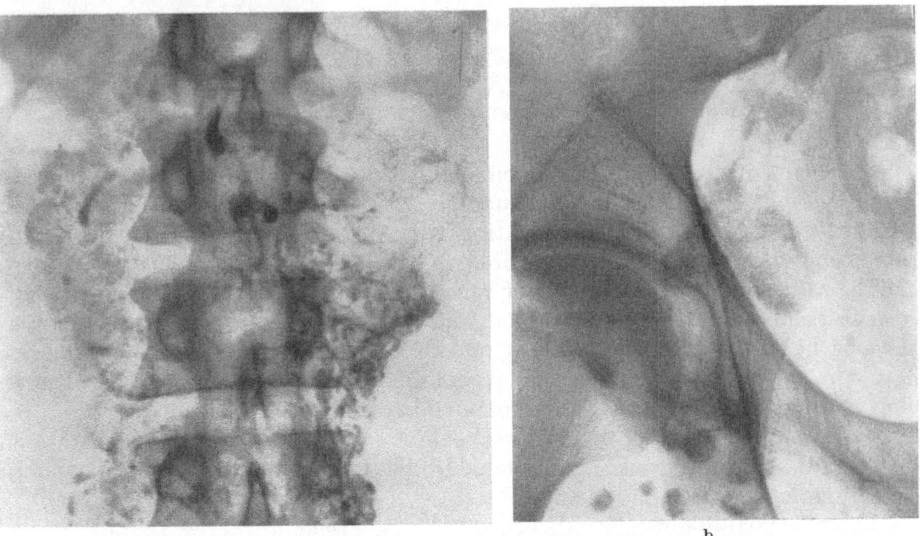

a b

Abb. 77 a u. b. *Grobfleckig verwaschene Speicherstruktur bei Lymphogranuloma Hodgkin.* Sehr große zusammenhängende lakunäre Füllungsdefekte und inhomogene schollige Kontrastmittelreste in vergrößerten aortalen (a) und iliakalen (b) Lymphknoten. a 29jähriger Mann. Krankheitsdauer 8 Monate. b 54jähriger Mann. Krankheitsdauer 3 Monate

Lymphogranuloma Hodgkin kann von einer reinen Lymphknotenfibrose ohne malignen granulomatösen Prozeß nach Röntgentherapie kaum unterschieden werden. Einzig die weniger starke Verlagerung der feinen Lymphgefäßbahnen durch das fibröse Gewebe und das Vorhandensein kleiner fibrotischer Lymphknoten bei der reinen Fibrose kann einen Hinweis auf das Fehlen eines malignen Prozesses geben (Abb. 38, 79).

Im allgemeinen kommt es beim Lymphogranuloma Hodgkin auch bei ausgedehntem Befall der Lymphknoten nur selten zu einem totalen Unterbruch der Lymphzirkulation und damit zum Lymphödem. Lokale Passagestörungen und Zeichen einer partiellen Blockade sind bei blasenartigen Lymphomen und der

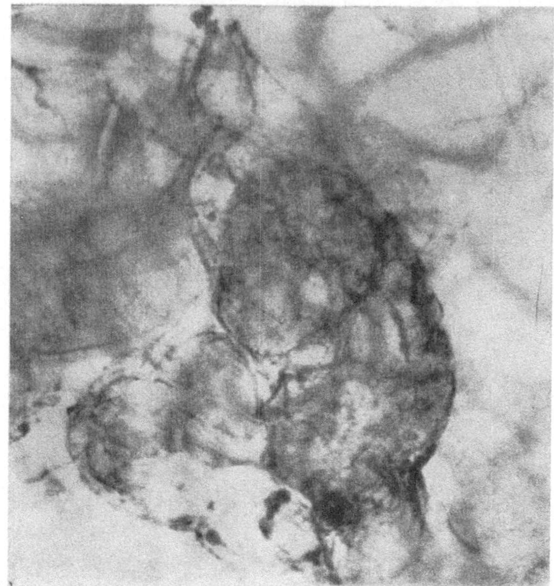

a

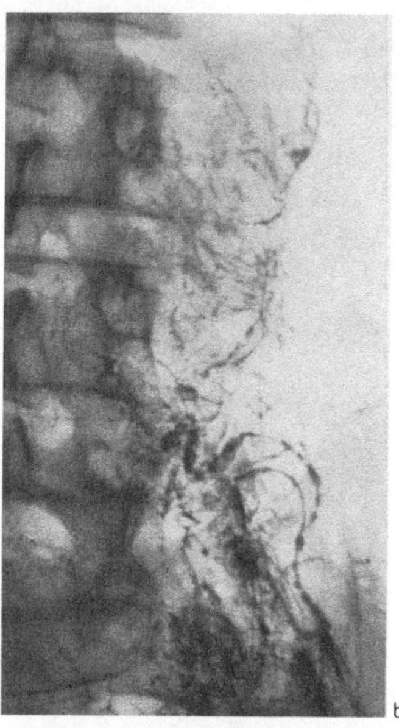

b

Abb. 78a u. b. *Blasenartige Speicherform bei Lymphogranuloma Hodgkin.* Feinstrukturierte netzförmige Zeichnung und tropfenförmige Kontrastmittelablagerungen an der Oberfläche stark vergrößerter Lymphknoten. Gute Kontrastmittelspeicherung in den erhaltenen Randsinus. a iliakale Lymphknoten (46jähriger Mann. Krankheitsdauer 5 Jahre. b aptale Lymphknoten (62jährige Frau. Krankheitsdauer 12 Jahre)

fibrotischen Form des Lymphogranuloms relativ häufig (Abb. 80). Die Lymphgefäße peripher der Lymphknotentumoren können dann dilatiert sein und auch 24 Std nach der Kontrastmittelinjektion kann als Zeichen der lokalen Rückstauung noch immer eine Kontrastmittelfüllung der Lymphgefäße beobachtet werden.

Die zahlenmäßige Verteilung der verschiedenen lymphographischen Speicherformen beim Lymphogranuloma Hodgkin ist auf Tab. 4 zusammengestellt. Aus ihr geht hervor, daß solitäre Füllungsdefekte, lakunäre Auflockerung und blasige Struktur beim Lymphogranuloma Hodgkin die häufigsten Speicherstrukturen sind und daß das gleichzeitige Vorkommen verschiedener Speicherstrukturen bei ungefähr der Hälfte der Patienten beobachtet werden konnte. Übergangsformen kommen somit beim Lymphogranuloma Hodgkin nicht nur histologisch, sondern auch lymphographisch häufig vor.

Lukes (1963) konnte für jede einzelne histologische Form des Lymphogranuloma Hodgkin durch Vergleich mit den klinischen Stadien eine besondere Prognose aufstellen. Bei größerer Erfahrung in der lymphographischen Diagnostik beim Lymphogranuloma Hodgkin, insbesondere durch die direkte Gegenüberstellung der lymphographischen und pathologisch-anatomischen Befunde sollte es deshalb möglich sein, auf Grund der lymphographischen Speicherstruktur der Lymphknoten die einzelnen histologischen Formen des Lymphogranuloma Hodgkin wie Lymphogranuloma, Paragranuloma und Hodgkinsarkom zu unterscheiden und damit eine Aussage über Krankheitsverlauf und Prognose des Morbus Hodgkin machen zu können.

Ähnliche und zum Teil identische lymphographische Beobachtungen sind beim Lymphogranuloma Hodgkin auch von anderen Autoren gemacht worden. WALLACE et al. (1961, 1962) fanden im Lymphogramm bei zahlreichen Fällen von

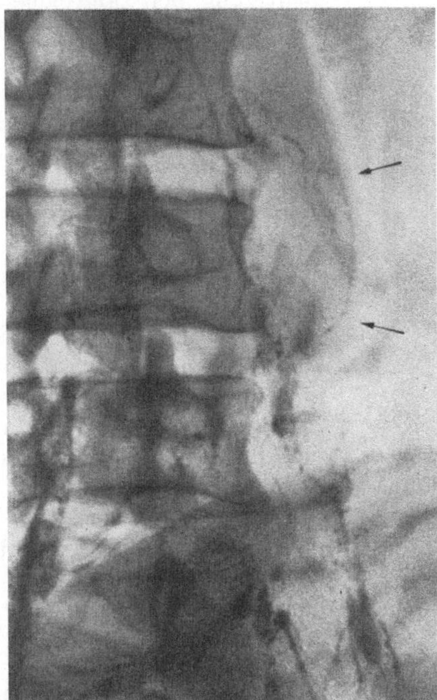

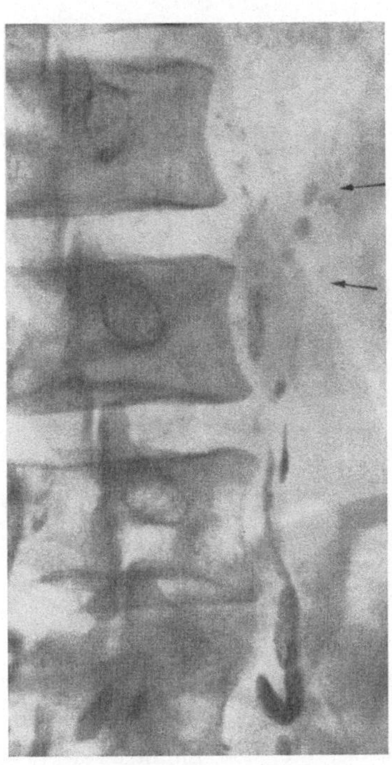

Abb. 79a u. b. *Fibrotische Form des Lymphogranuloma Hodgkin.* 20jähriger Mann. Krankheitsdauer 11 Jahre. Exitus letalis 2 Monate nach der Lymphographie. a Füllungsphase. Vereinzelte feine Lymphgefäße verlaufen bogenförmig um die von Tumorgewebe überwucherten Lymphknoten herum. b Speicherphase. Kontrastmittelfüllung kleiner Lymphknotenparenchymreste (→)

Lymphogranuloma Hodgkin vergrößerte Lymphknoten mit aufgelockerter, lakunärer Speicherstruktur und intakten Randsinus. Zusätzlich konnten diese Autoren noch ausgestanzte Füllungsdefekte im Zentrum der Lymphknoten beobachten und kamen dadurch zum Schluß, daß das gemeinsame Vorkommen dieser pathologischen Veränderungen für das Lymphogranuloma Hodgkin charakteristisch ist. ARVAY und PICARD (1962, 1963) untersuchten zusammen mit MARCHAL et al. (1961, 1962) lymphographisch 110 Fälle von Lymphogranuloma Hodgkin und bezeichneten mottenfraßähnliche lakunäre Füllungsdefekte als für diese Erkrankung charakteristisch. RÜTTIMANN und DEL BUONO (1962, 1964) und DEL BUONO (1963) nehmen auf Grund zahlreicher Untersuchungen an, daß lakunenartige Auflockerung und grobfleckig verwaschene Speicherstruktur der Lymphknoten für das Lymphogranuloma Hodgkin pathognomonisch sein können. Zahlreiche Einzelbeobachtungen von HRESHCHYSHYN et al. (1960, 1961), SHEEHAN et al. (1961), GOFFRINI et al. (1961), ALTMAN et al. (1962), CHIAPPA et al. (1962, 1963),

Desprez-Curely et al. (1962), Gough et al. (1963), Pomerantz et al. (1963), Dierick und Van Vaerenbergh (1963), Papillon et al. (1963), Weissleder und Obrecht (1964), Abbes et al. (1964), Pujol und Lamarque (1964), Dolan (1964) sowie Dana et al. (1964), zeigen Lymphogramme bei Lymphogranuloma Hodgkin mit lakunenartiger Auflockerung der Speicherstruktur der befallenen Lymphknoten. Einzig Viamonte et al. (1963) glauben an Hand von 31 lymphographisch untersuchten Fällen von Morbus Hodgkin, daß es kein typisches Lymphogramm für dieses Krankheitsbild gibt.

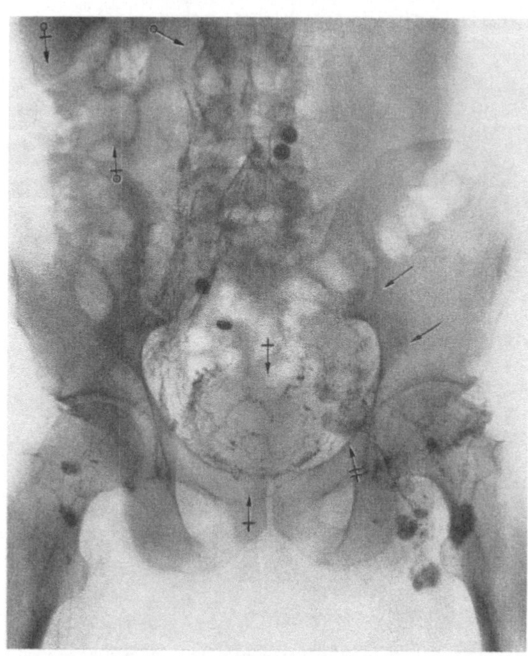

Abb. 80. Blockade der Lymphzirkulation bei Lymphogranuloma Hodgkin (Hodgkinsarkom). Vollständiger Unterbruch der Lymphzirkulation im Bereiche der iliacalen Lymphknoten links (→). Kollateralkreislauf über erweiterte, geschlängelt verlaufende Lymphgefäße der Blase zur Gegenseite (+→). Vergrößerte Lymphonodi iliaci externi mediales mit pathologischer lakunenartiger Auflockerung der Speicherstruktur (#→). Partielle Behinderung der Lymphzirkulation paraaortal rechts (o→) mit Kollateralkreislauf über Lymphgefäße der Fossa lumbalis (o+→). Röntgendichte Tabletten im Darm (54jähriger Mann, Krankheitsdauer 3 Jahre)

Auf Grund der eigenen Beobachtungen und bei Berücksichtigung der zahlreichen Erfahrungen anderer Autoren kann angenommen werden, daß die lakunäre, mottenfraßähnliche Auflockerung der Speicherstruktur der Lymphknoten und ausgestanzte große lakunäre Füllungsdefekte in mehreren Lymphknoten für das Lymphogranuloma Hodgkin charakteristisch sind. Zusätzliche Erfahrungen an einem größeren Untersuchungsmaterial mit direkter Gegenüberstellung der histologischen und lymphographischen Befunde müssen diese Folgerungen allerdings noch endgültig beweisen.

Das Lymphogranuloma Hodgkin nimmt klinisch am häufigsten seinen Ausgang von den cervicalen und supraclaviculären Lymphknoten. Auf Grund postmortaler pathologisch-anatomischer Befunde beginnt die Krankheit jedoch oft in den abdominellen und mediastinalen Lymphknoten (Jackson und Parker, 1947). Mediastinale und retrosternal gelegene Lymphome können röntgenologisch durch die seitliche Thoraxaufnahme diagnostiziert werden. Retroperitoneale Manifestationen sind lymphographisch gut zu erfassen. Arvay und Picard (1963) fanden bei 112 Patienten mit Lymphogranuloma Hodgkin in fast der Hälfte der Fälle pathologische Veränderungen in den aortalen Lymphknoten. Lee et al. (1964) wiesen bei 63 Patienten mit Lymphogranuloma Hodgkin ohne klinische Anhaltspunkte für eine Generalisation der Erkrankung in 30 Fällen (52,5%) lymphographisch pathologische retroperitoneale Lymphknoten nach. In der vorliegenden kleineren Untersuchungsreihe wurde bei 41 Patienten 28mal, d. h. in mehr als der Hälfte der Fälle ein positiver lymphographischer Befund erhoben (Tab. 4). Ein klinischer Verdacht auf pathologische Veränderungen in den aortalen Lymphknoten bestand bei 22 Patienten. Hier war das Lymphogramm 16mal positiv und sechsmal negativ. 19 Patienten hatten keine klinischen Symptome für eine abdominelle Lokalisation, doch konnte bei ihnen die Lymphographie 12 mal retroperitoneale Lymphome nachweisen.

Tabelle 4: *Lymphographische Befunde bei 41 Patienten mit Lymphogranuloma Hodgkin*

Anzahl der lymphographierten Patienten	41
Lymphographie positiv	28
Lymphographie negativ	13
Klinischer Befund positiv	22
Lymphographie positiv	16
Lymphographie negativ	6
Klinischer Befund negativ	19
Lymphographie positiv	12
Lymphographie negativ	7
Lymphographisches Strukturbild der Lymphknoten	
Reine Formen	19
Lymphatische Hyperplasie	2
Ausgestanzte lakunäre Füllungsdefekte	4
Lakunäre Auflockerung	6
Grobfleckig verwaschene Speicherstruktur	4
Blasige Speicherstruktur	2
Fibrotische Form	1
Gemischte Formen	9
Lymphatische Hyperplasie + lakunäre Auflockerung	3
Ausgestanzte lakunäre Füllungsdefekte + lakunäre Auflockerung	1
Lakunäre Auflockerung + grobfleckig verwaschene Speicherstruktur	1
Lakunäre Auflockerung + blasige Speicherstruktur	4

Die vorliegenden Resultate zeigen, daß die Lymphographie in der diagnostischen Beurteilung des Lymphogranuloma Hodgkin eine bedeutende Rolle spielt. Ihre Befunde entscheiden die wichtige Frage nach der Generalisation der Erkrankung. Bei unklarem Fieber, erhöhter Blutsenkung und Vermehrung der Alphaglobuline ohne Herdlokalisation soll bei Patienten mit Lymphogranuloma Hodgkin unbedingt eine Lymphographie zum Nachweis retroperitonealer Lymphome durchgeführt werden. Auch bei einem Krankheitsrezidiv ist die Indikation zur Lymphographie gegeben. Am besten soll die lymphographische Abklärung bei jedem Patienten mit Lymphogranuloma Hodgkin routinemäßig durchgeführt werden, ob nun der klinische Verdacht auf Generalisation besteht oder nicht.

2. Großfollikuläres Lymphoblastom (Brill-Simmers)

Das Wesen dieser relativ seltenen Lymphknotenerkrankung ist heute noch sehr umstritten. Robb-Smith (1938) und Simmers (1942) betrachten die Affektion als entzündliche Reaktion der Lymphknoten. Rappaport et al. (1956) verwerfen die Bezeichnung großfollikuläres Lymphoblastom überhaupt und fordern, daß Lymphome mit follikulärer Struktur je nach dem histologischen Aufbau den anderen malignen Lymphomen zugeordnet werden. Sie betrachten das Krankheitsbild damit als Frühstadium einer malignen Lymphknotenneoplasie. Auch Jackson und Parker (1947), Uhlmann (1948) und von Albertini und Rüttner (1950) bezeichnen diese hyperplastische Lymphknotenerkrankung als ein mögliches Vorstadium des Lymphosarkoms, Retikulosarkoms oder Lymphogranuloma Hodgkin.

Histologisch bilden zahlreiche sehr große Lymphfollikel und Keimzentren verteilt über den ganzen vergrößerten Lymphknoten das hervorstechende Merkmal. Im Anfangsstadium können nur einzelne Abschnitte der Lymphknoten diese

Veränderungen zeigen. Das zwischen den Follikeln gelegene Retikulum wird komprimiert und verdrängt und oft finden sich nur noch vereinzelte Inseln von Retikulumzellen. Häufig kommt es zur Fusion der vergrößerten Lymphfollikel und damit zur Zerstörung der normalen Architektur des Lymphknotens. In fortgeschrittenen Stadien treten oft deutlicher Zeichen der malignen Entartung in den Vordergrund.

Bei den von uns lymphographisch untersuchten zwei Patienten mit großfollikulärem Lymphoblastom zeigte das Lymphogramm mäßig stark vergrößerte iliakale und aortale Lymphknoten mit intakten Randsinus (Abb. 81). Die lymphographische Speicherstruktur war dabei durch große regelmäßig über den ganzen Lymphknoten verteilte rundliche Füllungsdefekte leicht aufgelockert.

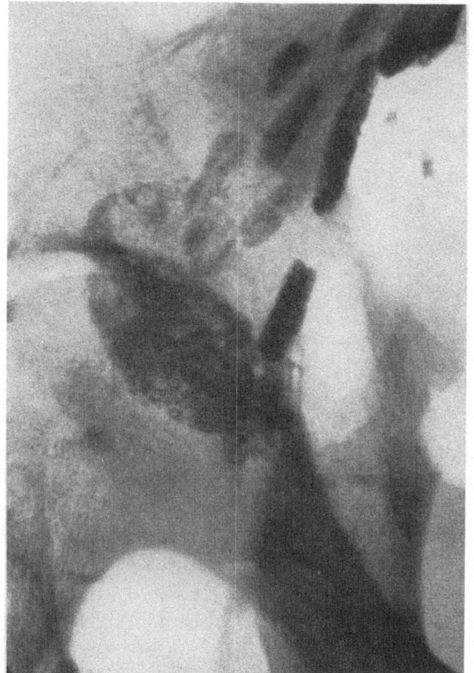

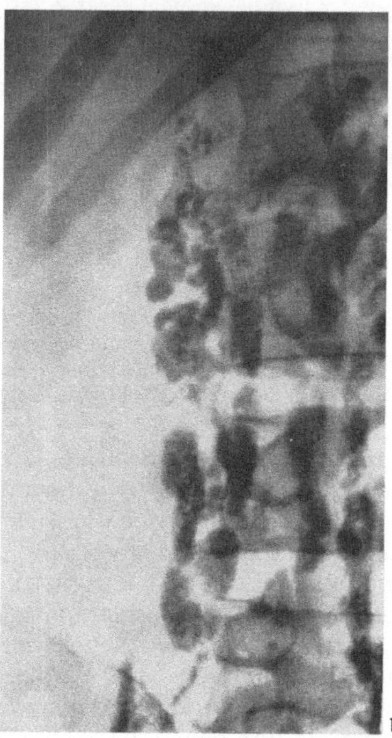

Abb. 81 a u. b. *Großfollikuläres Lymphoblastom* (Brill-Simmers). Mäßig stark vergrößerte Lymphknoten mit leicht aufgelockerter Speicherstruktur durch regelmäßig verteilte rundliche Füllungsdefekte. a Iliakale Lymphknoten (20jähriger Mann. Krankheitsdauer 2 Monate). b Aortale Lymphknoten (61jährige Frau. Krankheitsdauer 9 Monate)

Vereinzelte Fälle von großfollikulärem Lymphoblastom sind auch von einigen anderen Autoren lymphographisch untersucht worden. Rüttimann und Del Buono (1962, 1964) und Del Buono (1963) beschrieben zwei Fälle, wobei der eine später zum Lymphosarkom entartete. Sie fanden dabei riesige abdominelle Lymphknotentumoren mit dichter fleck- und netzförmiger Speicherstruktur und ausgedehnten speicherlosen Zonen. Papillon et al. (1963) sahen ebenfalls große Lymphome mit lakunärer Speicherstruktur. Arvay und Picard (1963) untersuchten lymphographisch sieben Fälle dieser Lymphomart und erhoben fünfmal einen pathologischen Befund. Die lymphographische Speicherstruktur der pathologisch veränderten Lymphknoten war dabei ähnlich derjenigen bei chronisch-lymphatischer Leukämie. Pujol und Lamarque (1964) fanden im Lymphogramm große Lymphome mit lakunärer Speicherstruktur sowie Zeichen einer Stase der Lymphzirkulation. Abbes et al. (1964) konnten bei einem Patienten lymphographisch nur leicht vergrößerte Lymphknoten mit einem Speicherbild ähnlich dem bei reaktiver Hyperplasie feststellen. DOLAN (1964) beschrieb vergrößerte Lymphknoten mit fast normaler Architektur und manchmal etwas vergröberter Speicherstruktur oder kleinen Füllungsdefekten.

Die bis heute bekannten lymphographischen Untersuchungsergebnisse beim großfollikulären Lymphoblastom (Brill-Simmers) sind sehr beschränkt. Immerhin kann in Anlehnung an die pathologisch-anatomischen Besonderheiten gesagt werden, daß das lymphographische Bild bei dieser Krankheit nicht einheitlich sein kann. Das Initialstadium zeigt Veränderungen wie bei der reaktiven lymphatischen Hyperplasie und bei der Frühform der chronisch-lymphatischen Leukämie. Weiter fortgeschrittene Stadien weisen je nach ihrer histologischen Differenzierung die lymphographischen Befunde des Lymphosarkoms, Lymphogranuloms oder Retikulosarkoms auf.

3. Retikulosarkom

Das Retikulosarkom ist eine maligne Wucherung der Retikulumzellen. Sein histologisches Bild wechselt sehr stark und ändert sich von Organ zu Organ, von Lymphknoten zu Lymphknoten sowie während des Krankheitsablaufes. Nach RÖSSLE (1950) können je nach dem Grad der geweblichen Differenzierung verschiedene Typen des Retikulosarkoms unterschieden werden, die aber fließend ineinander übergehen. Bei den unreifen syncytial-afibrillären Formen beherrschen meistens die in syncytialem Verband angeordneten sehr polymorphen pathologischen Retikulumzellen das histologische Bild. Das reife fibrilläre Retikulumsarkom zeigt ein ausgeprägtes Netz bildendes Retikulumfasergerüst. Beim polymorphzelligen Retikulosarkom finden sich dichte oder locker liegende rundliche zum Teil polyedrische Zellen, wobei das Tumorgewebe teilweise eine pseudoalveoläre Struktur aufweisen kann. Das normale lymphatische Gewebe wird durch diese pathologischen Zellformationen infiltirert und zerstört. Oft ist nur ein Teil eines Lymphknotens pathologisch verändert und normales lymphatisches Gewebe kann direkt neben der malignen Tumorinfiltration erhalten bleiben. In der Regel sind die Randsinus vom Tumor nicht befallen. Oft finden sich gut abgegrenzte Nekroseherde mit Granulationsgewebe und Fremdkörperriesenzellen.

Das Retikulosarkom entsteht am häufigsten in den Halslymphknoten, seltener in den Tonsillen, dem mediastinalen, retroperitonealen und mesenterialen Lymphknoten. Gelegentlich können Epipharynx und Milz zuerst vom Tumor befallen sein. Manchmal geht das Sarkom von einem kleinen Primärtumor aus und greift auf die regionalen Lymphknoten über. Bei 16 lymphographierten Patienten mit Retikulosarkom war der Primärtumor in 13 Fällen in den Lymphknoten gelegen. Zweimal lag er in den Tonsillen und einmal in der Ileocoecalgegend. Bei 13 von den Lymphknoten ausgehenden Tumoren konnte im Lymphogramm sechsmal ein pathologischer Befund erhoben werden. Alle übrigen Patienten zeigten lymphographisch keine pathologischen Veränderungen.

Im *Lymphogramm* sind beim Retikulosarkom entsprechend der großen Variation der histologischen Struktur sehr unterschiedliche Befunde zu erwarten. Viermal standen Füllungsdefekte, die meistens den größeren Teil des vom Tumor befallenen Lymphknotens einnahmen, im Vordergrund (Abb. 82, 83). Dabei blieben die Randsinus der Lymphknoten in der Regel intakt. Die noch Kontrastmittel speichernden Partien des Lymphknotens hatten nirgends eine normale Struktur, sondern waren durch wechselnd große, unregelmäßige Füllungsdefekte grobmaschig und getüpfelt. Bei einem Patienten befand sich unmittelbar neben einem kleinen Lymphknoten mit großem zentralem Füllungsdefekt ein großer Lymphknoten mit sehr kräftiger Kontrastmittelspeicherung und rundlichen Füllungsdefekten

(Abb. 83). In einem Fall von polymorphzelligem Retikulosarkom zeigten die mäßig stark vergrößerten Lymphknoten regelmäßig angeordnete rundliche Füllungs-

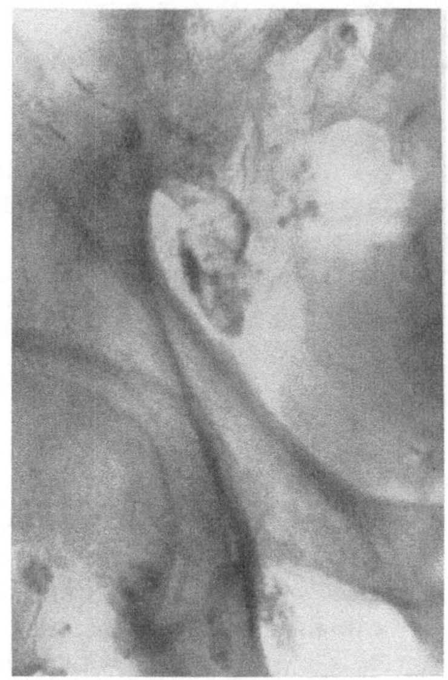

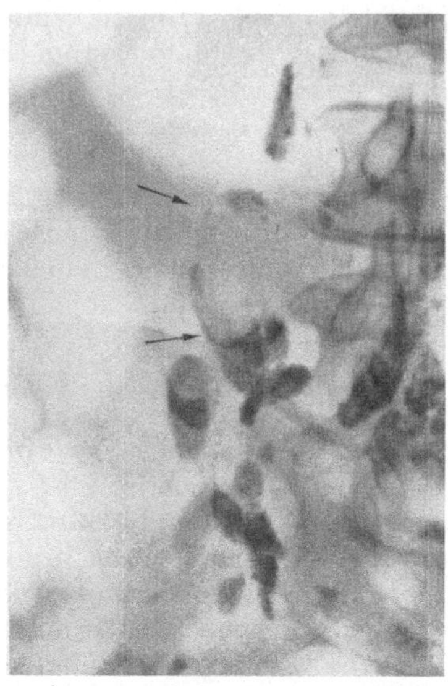

Abb. 82 a u. b. *Retikulosarkom.* a Iliakaler Lymphknoten mit ausgestanztem zentralem Füllungsdefekt durch Tumorinfiltration (60jähriger Mann. Krankheitsdauer 6 Monate). b Aortaler Lymphknoten mit großem Füllungsdefekt im Zentrum durch Tumorinfiltration (→). In der Peripherie noch teilweise erhaltenes lymphatisches Gewebe (67jährige Frau. Krankheitsdauer 7 Monate)

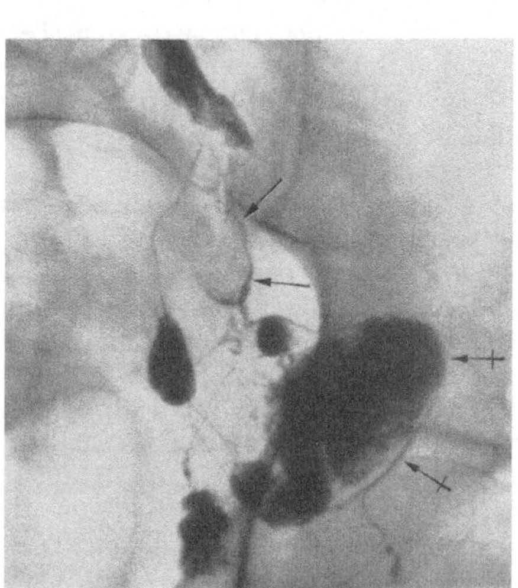

Abb. 83

Abb. 84

Abb. 83. *Retikulosarkom.* Leicht vergrößerter iliakaler Lymphknoten mit scharf begrenztem zentralem Füllungsdefekt und intaktem Randsinus (→). Stark vergrößerter iliakaler Lymphknoten mit zahlreichen rundlichen Füllungsdefekten und kräftiger Kontrastmittelspeicherung (+→). Kein Unterbruch der Lymphzirkulation (56jähriger Mann. Krankheitsdauer 1 Monat)

Abb. 84. *Polymorphzelliges Retikulosarkom.* Vergrößerte aortale Lymphknoten mit zahlreichen rundlichen regelmäßig angeordneten Füllungsdefekten (56jähriger Mann. Krankheitsdauer 2 Monate)

defekte (Abb. 84). In riesigen inguinalen und iliakalen Lymphomen waren ausgedehnte zentrale Füllungsdefekte und große netzförmige Kontrastmittelablagerungen zu sehen (Abb. 85). Bei einem Patienten führte die Tumorinfiltration zur Blockade der Lymphzirkulation und zur Ausbildung eines Kollateralkreislaufes (Abb. 86).

Die von anderen Autoren beschriebenen lymphographischen Befunde sind ebenfalls vielfältig. WALLACE et al. (1961) zeigten das Lymphogramm eines Retikulosarkoms mit großen retroperitonealen Lymphomen ohne auf den lymphographischen Aspekt einzugehen. RÜTTIMANN und DEL BUONO (1962, 1964) und DEL BUONO (1963) fanden bei den von ihnen lymphographisch untersuchten Fällen von Retikulosarkom lochartige scharf begrenzte Füllungsdefekte und eine grobmaschige, unregelmäßige, disharmonisch getüpfelte Speicherstruktur der Lymphknoten. Eine Blockade der Lymphzirkulation war bei keinem der von ihnen lymphographisch untersuchten Fälle vorhanden. CHIAPPA et al. (1962, 1963) beschrieben zentrale und marginale Füllungsdefekte in inguinalen Lymphknoten. VIAMONTE et al. (1963) konnten bei sieben Fällen von Retikulosarkom fünfmal einen positiven lymphographischen Befund erheben. Die Speicherstruktur der vom Tumor befallenen, vergrößerten retroperitonealen Lymphknoten war dabei grob und netzförmig. ARVAY und PICARD (1963) sahen in einem Fall von Retikulosarkom eine Blockade der Lymphzirkulation und vergrößerte iliakale Lymphknoten mit getüpfelter Netzstruktur. PUJOL und LAMARQUE (1964) fanden lymphographisch große Lymphome mit multiplen zentralen und peripheren Lakunen. ABBES et al. (1964) beschrieben vor allem peripher gelegene lakunäre Füllungsdefekte in vergrößerten Lymphknoten.

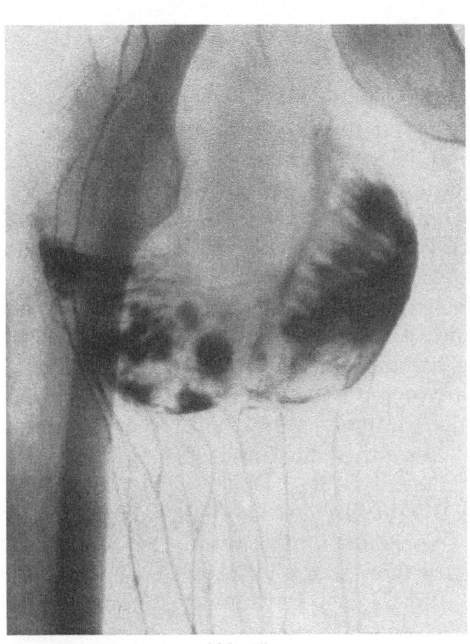

Abb. 85

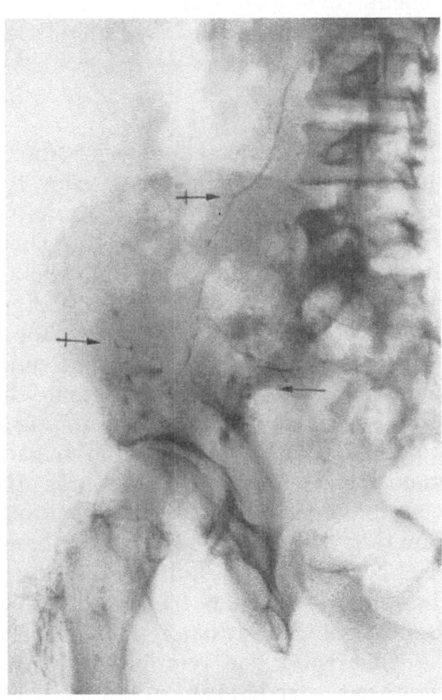

Abb. 86

Abb. 85. *Retikulosarkom.* Riesiges inguinales Lymphom mit großem zentralem Füllungsdefekt und ausgedehnten streifigen und herdförmigen Kontrastmittelablagerungen. Kein Unterbruch der Lymphzirkulation (42jähriger Mann. Krankheitsdauer 4 Monate)

Abb. 86. *Retikulosarkom.* Tumorinfiltration der iliakalen Lymphknoten mit vollständigem Unterbruch der Lymphzirkulation (→). Kollateralkreislauf über lumbale Lymphgefäße (+→). (60jähriger Mann. Krankheitsdauer 2 Monate)

Trotz der Vielfalt der beim Retikulosarkom vorhandenen lymphographischen Befunde, sind doch gewisse, den meisten Fällen gemeinsame Röntgensymptome festzustellen. Große, zentrale, ausgestanzte Füllungsdefekte bei meist intaktem Randsinus konnten bei fast allen Fällen beobachtet werden. Grobmaschige Netzstruktur mit tupfenförmiger Kontrastmittelablagerung konnten beim Retikulosarkom ebenfalls gesehen werden. Sie wird wahrscheinlich von zwischen den pathologischen Zellinfiltraten erhalten gebliebenen, Kontrastmittel speichernden normalen Retikulumzellen hervorgerufen. Bei ausgedehnter herdförmiger Tumorinfiltration kommt es lymphographisch in den meistens vergrößerten Lymphknoten zu großen, scharf begrenzten, wie ausgestanzten Füllungsdefekten. Beim Retikulosarkom bleibt die Lymphzirkulation lange Zeit ungestört. Immerhin scheint diese Tumorart am meisten von allen malignen Lymphomen zu Obliteration und Blockade der Lymphgefäße zu neigen.

4. Lymphosarkom

Beim Lymphosarkom wird die normale Grundstruktur der Lymphknoten durch Vermehrung neoplastischer Lymphozyten und Lymphoblasten frühzeitig überwuchert. Lymphfollikel, Markstränge und Lymphsinus sind dann nicht mehr zu erkennen. Fast immer ist eine Durchsetzung der Lymphknotenkapsel und eine Infiltration des umgebenden Gewebes vorhanden. Die Lymphknoten sind mehr oder weniger vergrößert und in fortgeschrittenen Fällen wegen der sarkomatösen Infiltration untereinander verbacken.

Im Gegensatz zur chronisch-lymphatischen Leukämie findet sich beim Lymphosarkom oft kein pathologisches Blutbild. Terminal kann es jedoch zum Einbruch in die Blutbahn und damit zur Ausschwemmung von pathologischen Zellen kommen. Das Lymphosarkom zeigt einen progredienten klinischen Verlauf und metastasiert lymphogen, wodurch allmählich immer zahlreichere Lymphknoten vom malignen Prozeß befallen werden. Oft kommt es zur direkten Tumorinfiltration der Umgebung, seltener zur hämatogenen Streuung. Dabei werden meistens reichlich lymphoretikuläres Gewebe enthaltende Organe befallen, so daß es in diesen Fällen schon frühzeitig zu einer Generalisation kommt. Das Lymphosarkom nimmt am häufigsten seinen Ausgang von Lymphknoten. Aber auch die Tonsillen und das lymphatische Gewebe des Magen-Darmtraktes können Ursprungsort der Erkrankung sein.

Bei den von uns lymphographisch untersuchten 23 Patienten entstand das Lymphosarkom 20mal in Lymphknoten, zweimal in den Tonsillen und einmal im Magen. Dabei konnten im Lymphogramm nur bei primär von den Lymphknoten ausgehenden Fällen von Lymphosarkom pathologische Veränderungen beobachtet werden. Bei diesen 20 Patienten war zwölfmal ein positiver lymphographischer Befund und einmal eine reaktive Hyperplasie der Lymphknoten vorhanden.

Im *Lymphogramm* zeigte das Speicherbild der vom Tumor befallenen Lymphknoten in sämtlichen Fällen eine netzförmige Struktur. Das retikuläre Strukturbild der in der Regel stark vergrößerten Lymphknoten mit teilweise zerstörter Kapsel war dabei feinmaschig (Abb. 87) oder grobmaschig (Abb. 88, 89). Eine auffallend grobe Querstreifung, wie sie Rüttimann und Del Buono (1962, 1964) und Del Buono (1963) beschrieben haben, konnte bei keinem unserer Patienten beobachtet werden.

Auch von anderen Autoren sind relativ zahlreiche lymphographisch untersuchte Fälle von Lymphosarkom beschrieben worden. Wallace et al. (1961, 1962) fanden vergrößerte Lymphknoten mit schaumiger oder netzförmiger Struktur und intaktem Randsinus. Marchal et al. (1961) berichteten über zwei lymphographisch untersuchte Fälle ohne auf ihre Befunde einzugehen. Jackson et al. (1961) verfolgten im Lymphogramm die Remission eines Lymphosarkoms unter

Chemotherapie. May und Bogash (1962) zeigten ein Röntgenbild, auf dem große retroperitoneale Lymphome beide Ureteren verdrängten. Rüttimann und Del Buono (1962, 1964) und Del Buono (1963) diskutierten die lymphographischen Befunde beim Lymphosarkom sehr eingehend. Sie geben an, bei ihren Fällen eine besonders grobe Netzstruktur und zirkuläre quer und schräg zur Längsachse verlaufende, unregelmäßige Kontrastbänder beobachten zu können. Chiappa et al. (1962, 1963) wiesen auf die stark unregelmäßige Speicherstruktur und auf den unterschiedlichen Befall der Lymphknoten hin. Pomerantz und Ketcham (1963) fanden bei ihren Untersuchungen eine schaumige Speicherstruktur der pathologisch veränderten Lymphknoten. Viamonte et al. (1963) gaben an, bei elf Patienten mit Lymphosarkom neunmal pathologische Lymphogramme festgestellt zu haben. Dabei war eine diffuse Vergrößerung der Lymphknoten mit sichelförmigen, subkapsulär gelegenen Kontrastmittelansammlungen vorhanden. Arvay und Picard (1963) beschrieben beim Lymphosarkom große lakunäre Füllungsdefekte in vergrößerten

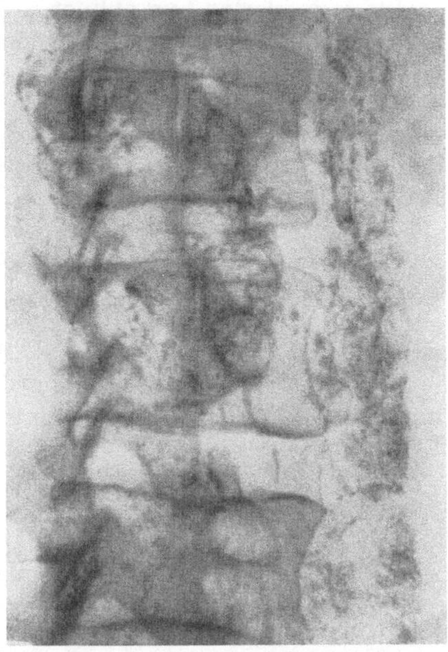

Abb. 87. *Lymphosarkom.* Feinmaschige Speicherstruktur vergrößerter aortaler Lymphknoten (28jährige Frau. Krankheitsdauer elf Monate)

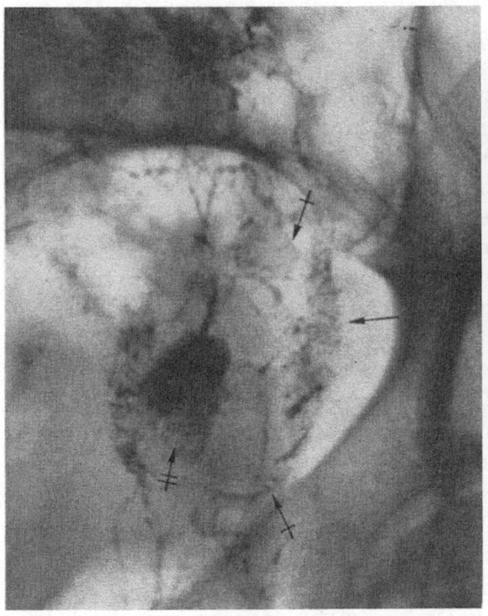

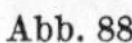

Abb. 88

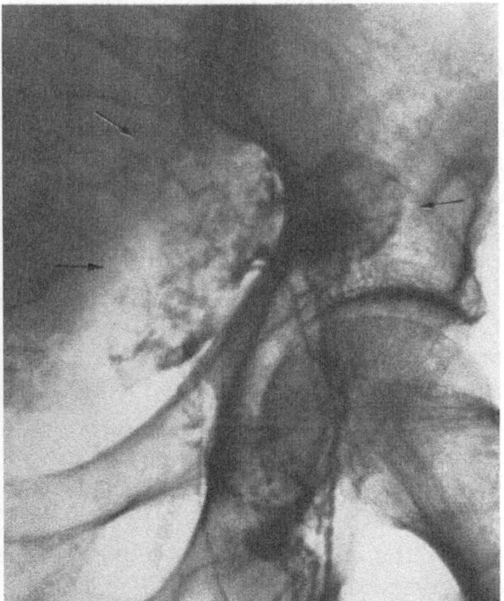

Abb. 89

Abb. 88. *Lymphosarkom.* Grobmaschige retikuläre Speicherstruktur (→), zentrale Füllungsdefekte (+→) und herdförmige Kontrastmittelablagerungen (++→) in vergrößerten iliakalen Lymphknoten (65jähriger Mann. Krankheitsdauer 2 Monate)

Abb. 89. *Lymphosarkom.* Grobmaschige Netzstruktur eines nur partiell mit Kontrastmittel gefüllten riesigen Lymphoms im kleinen Becken (74jähriger Mann. Krankheitsdauer 5 Monate)

Lymphknoten. Pujol und Lamarque (1964) fanden mäßig stark vergrößerte Lymphknoten mit zahlreichen unregelmäßigen Füllungsdefekten. Abbes et al. (1964) beobachteten zahlreiche wechselnd große Kontrastmittelansammlungen in den vergrößerten Lymphknoten. Dolan (1964) beschrieb vergrößerte Lymphknoten mit netzförmiger Speicherstruktur und erhaltenen Randsinus. Lee et al. (1964) konnten bei 40 Patienten mit Lymphosarkom oder Retikulosarkom in 37 Fällen eine Generalisation nachweisen. Die Autoren gingen dabei aber nicht im einzelnen auf die pathologischen Veränderungen im Lymphogramm ein, insbesondere nicht auf die lymphographische Unterscheidung der verschiedenen Typen maligner Lymphome.

Aus diesen recht zahlreichen, teilweise etwas unterschiedlichen Beobachtungen läßt sich ableiten, daß die lymphographische Speicherstruktur der Lymphknoten beim Lymphosarkom retikulär ist. Die durch die maligne Zellinfiltration hervorgerufenen Füllungsdefekte können dabei verschieden groß sein, was die Netzstruktur des lymphographischen Speicherbildes je nachdem grob- oder feinmaschig werden läßt. Die Kapsel der Lymphknoten ist oft durch maligne Zellinfiltration unterbrochen. Die vergrößerten Lymphknoten lassen sich dann im Lymphogramm nicht mehr voneinander abgrenzen.

5. Chronische lymphatische Leukämie

Bei dieser generalisierten Neoplasie des lymphatischen Systems sind meistens zahlreiche Lymphknotenstationen befallen. Am häufigsten sind die cervicalen Lymphknoten vergrößert, doch sind in der Regel auch axilläre, mediastinale, inguinale und retroperitoneale Lymphknoten pathologisch verändert.

Histologisch steht die allgemeine Hyperplasie des lymphatischen Systems als Hauptbefund im Vordergrund. Die Primärfollikel sind oft lange Zeit vergrößert erkennbar, währenddem die Sekundärfollikel allmählich verschwinden. Die normale Struktur der Lymphknoten kann im Anfangsstadium dabei noch einigermaßen erhalten bleiben. Die Lymphsinus sind prall mit reifen und unreifen Lymphozyten gefüllt und die Markstränge von solchen Zellen infiltriert. Das histologische Bild zeigt Veränderungen, wie wenn der Lymphknoten von Lymphozyten überschwemmt worden wäre. Mit zunehmender Zellinfiltration wird die normale Architektur der Lymphknoten zerstört. Lymphfollikel und Lymphsinus können nicht mehr voneinander abgegrenzt werden. Häufig sind die Lymphknotenkapseln und die Umgebung der Lymphknoten von Lymphozyten infiltriert. Zu Beginn der Erkrankung ist histologisch eine sichere Unterscheidung von einer kräftigen reaktiven lymphatischen Hyperplasie nicht immer möglich. In fortgeschrittenen Fällen bestehen pathologisch-anatomisch fließende Übergänge zum Lymphsarkom. Bei der chronisch-lymphatischen Leukämie zeigen Blutbild und Knochenmarkausstrich immer massenhaft Lymphozyten und Lymphoblasten.

Sämtliche unserer *lymphographisch* untersuchten zwölf Fälle von chronisch-lymphatischer Leukämie zeigten ein charakteristisches pathologisches Blutbild. Bei fünf Patienten wurde die Diagnose durch Lymphknotenexzision histologisch gesichert. Alle zwölf Patienten wiesen klinisch eine generalisierte Lymphknotenschwellung auf, die in zwei Fällen riesige Ausmaße annahm. Das Lymphogramm war dementsprechend auch in sämtlichen Fällen pathologisch. Lymphographisch zeigten alle zwölf von uns untersuchten Patienten mehr oder weniger stark vergrößerte rundliche oder ovale Lymphknoten. Dabei konnten folgende pathologische Speicherstrukturen festgestellt werden: Sechsmal war eine leicht aufgelockerte Speicherstruktur durch wechselnd große rundliche noch allseits von Kontrastmittel speicherndem Lymphknotengewebe umgebene Füllungsdefekte vorhanden

(Abb. 90). Viermal bestand eine durch große lakunäre Füllungsdefekte stark aufgelockerte Speicherstruktur mit unzusammenhängenden verschieden großen Kontrastmittelinseln, die zu einem getüpfelten Aussehen des Lymphadenogramms

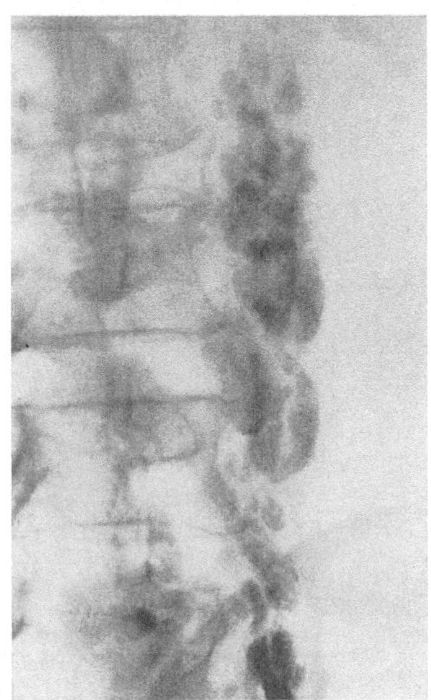

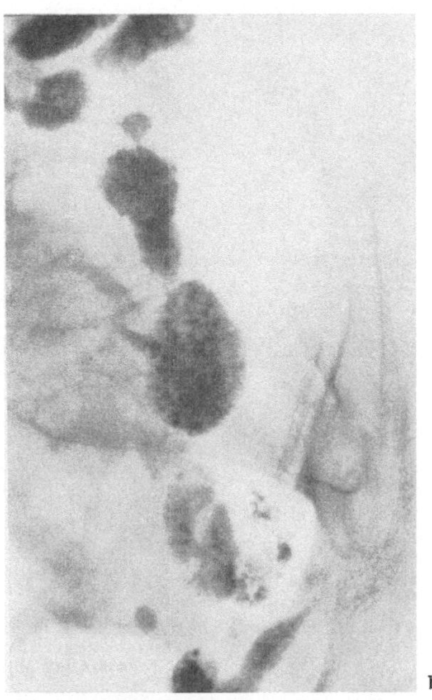

führten (Abb. 91, 92). Einmal waren große, blasenartige Lymphome mit erhaltenen Kontrastmittel gefüllten Randsinus, aber leeren, vom Tumorgewebe ausgefüllten Knotenzentren und unregelmäßig verteilten punktförmigen Kontrastmittelansammlungen an der Tumoroberfläche zu erkennen (Abb. 93). Bei riesigen Lymphomen ließen sich nur noch vereinzelte, längliche, noch erhaltenen Randsinuspartien entsprechende Kontrastmittelablagerungen abgrenzen (Abb. 94). Verschiedene röntgenologische Strukturbilder können gleichzeitig nebeneinander vorkommen. Bei einem 63jährigen Mann mit histologisch und hämatologisch verifizierter chronisch-lymphatischer Leukämie und generalisierter Lymphknotenschwellung mit Hepatosplenomegalie ließen die mediastinalen Lymphknoten eine durch große lakunäre Füllungsdefekte stark aufgelockerte Speicherstruktur erkennen (Abb. 92b). Die Lymphknoten im kleinen Becken zeigten eine blasenartige Speicherstruktur (Abb. 93), währenddem in den riesigen retroperitonealen Lymphknoten nur noch einzelne mit Kontrastmittel gefüllte Randsinuspartien vorhanden

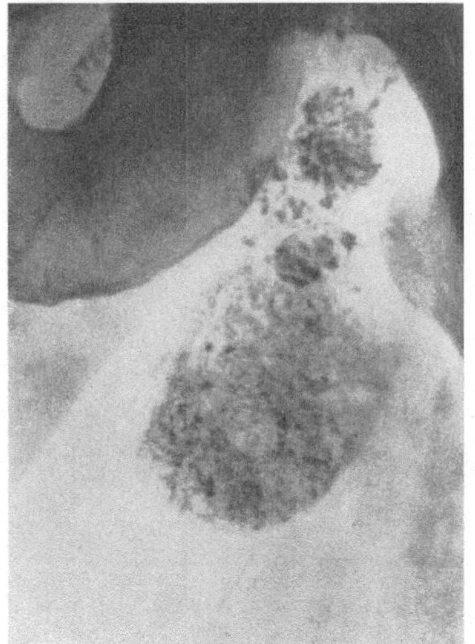

Abb. 90a–c. *Chronische lymphatische Leukämie.* Vergrößerte aortale (a), iliakale (b) und inguinale (*c*) Lymphknoten mit leicht aufgelockerter Speicherstruktur durch wechselnd große rundliche Füllungsdefekte. a 54jähriger Mann. Krankheitsdauer 9 Jahre. b 65jähriger Mann. Krankheitsdauer 2 Jahre. c 62jähriger Mann. Krankheitsdauer 3 Jahre

waren (Abb. 94). Bei einem 55jährigen Mann zeigten aortale Lymphome nur eine leicht aufgelockerte (Abb. 90a), supraclaviculär aber eine stark aufgelockerte Speicherstruktur im Lymphogramm (Abb. 91b).

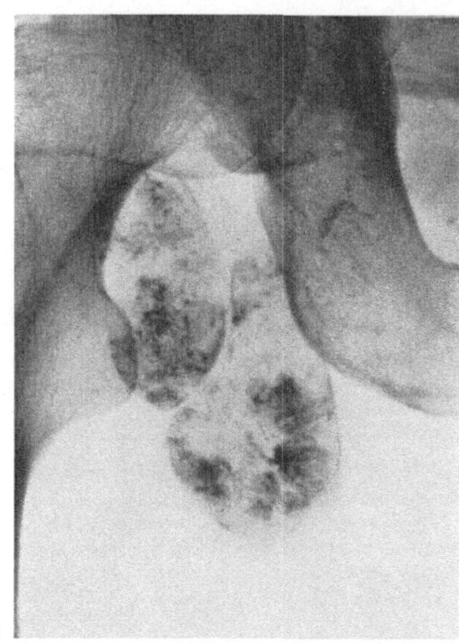
a

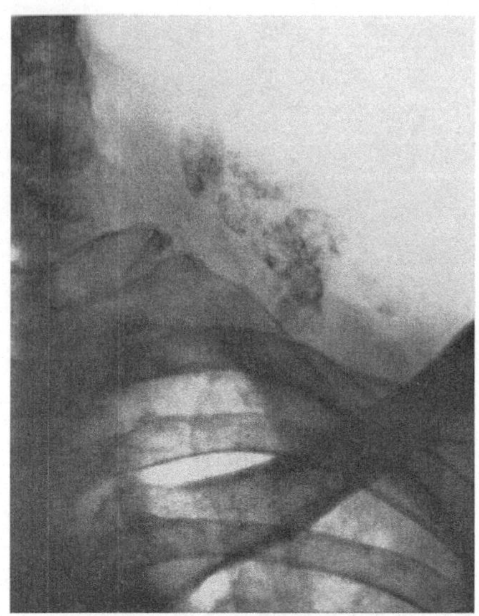
b

Abb. 91a u. b. *Chronische lymphatische Leukämie.* Durch große lakunäre Füllungsdefekte aufgelockerte Speicherstruktur inguinaler (a) und supraclaviculärer (b) Lymphknoten. a 63jähriger Mann. Krankheitsdauer 2 Jahre. b 54jähriger Mann. Krankheitsdauer 9 Jahre

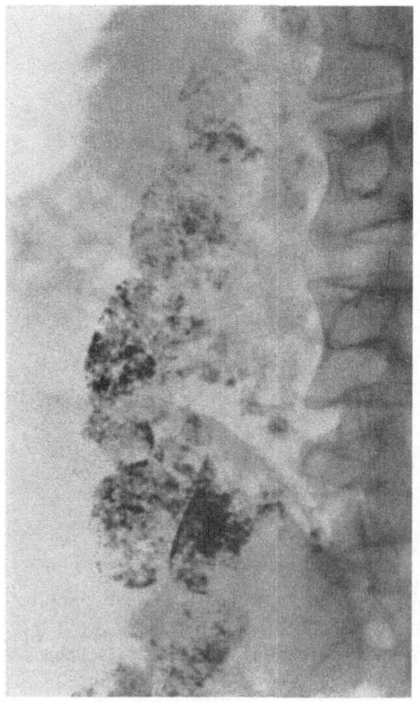
a

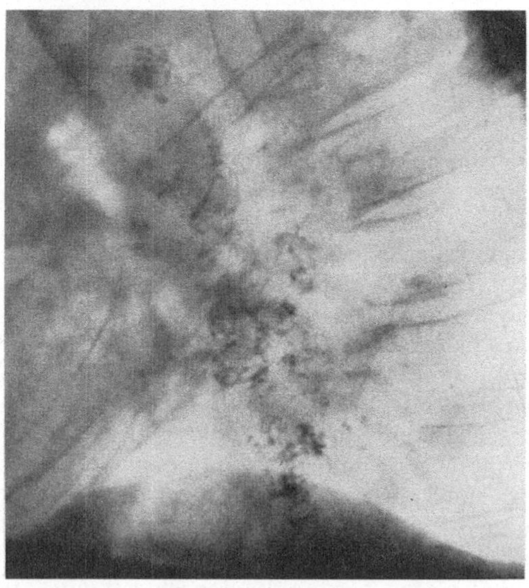
b

Abb. 92a u. b. *Chronische lymphatische Leukämie.* Stark aufgelockerte Lymphknotenspeicherstruktur durch große lakunäre Füllungsdefekte. Unzusammenhängende tupfenförmige verschieden große Kontrastmittelinseln. a Aortale Lymphknoten (42jähriger Mann. Krankheitsdauer 1 Jahr). b Mediastinale Lymphknoten (63jähriger Mann. Krankheitsdauer 5 Jahre)

Andere Autoren beschrieben ebenfalls lymphographisch untersuchte Fälle von chronisch-lymphatischer Leukämie. Wallace et al. (1961) bezeichneten die Struktur des Lymphadenogramms bei zwei Patienten als netzförmig, mit Bezirken von vermehrter Kentrastmittelablagerung. Die Randsinus der vergrößerten Lymphknoten waren in diesen beiden Fällen intakt. MARCHAL et al. (1961) fanden in ihren drei Fällen eine aufgelockerte Speicherstruktur. DESPREZ-CURELY et al. (1962) beobachteten eine blasige Struktur großer Lymphome mit herdförmigen Kontrastmittelablagerungen. RÜTTIMANN und DEL BUONO (1962, 1964) und DEL BUONO (1963) fanden eine aufgelockerte Speicherstruktur mit fein- oder grobkörniger Tüpfelung oder eine Netzstruktur mit gleichmäßiger Verteilung über den ganzen Lymphknoten ohne isolierte Lakunenbildung. Auch in diesen Fällen waren die Randsinus zum größten Teil erhalten.

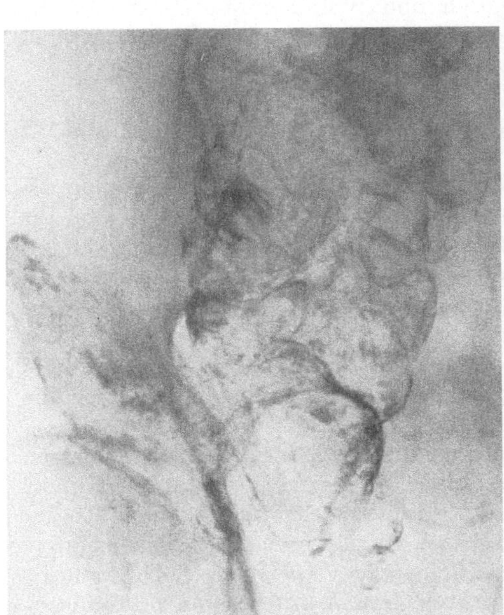

Abb. 93

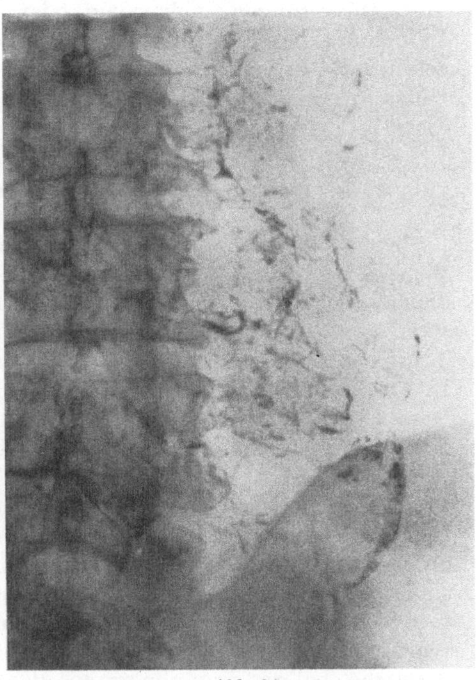

Abb. 94

Abb. 93. *Chronische lymphatische Leukämie.* Große blasenartige iliakale Lymphknoten mit erhaltenen Kontrastmittel gefüllten Randsinus, leerem vom Tumorgewebe ausgefülltem Zentrum und unregelmäßigen punktförmigen Kontrastmittelansammlungen an der Tumoroberfläche (63jähriger Mann. Krankheitsdauer 5 Jahre)

Abb. 94. *Chronische lymphatische Leukämie.* Riesige aortale Lymphome mit punktförmigen Kontrastmittelablagerungen in den Randsinuspartien (63jähriger Mann. Krankheitsdauer 5 Jahre)

PAPILLON et al. (1963) beschrieben große Lymphome mit nicht homogener Speicherstruktur. ARVAY und PICARD (1963) untersuchten 22 Patienten mit chronisch-lymphatischer Leukämie und fanden eine leicht bis mäßig stark aufgelockerte Speicherstruktur der vergrößerten Lymphknoten. PUJOL und LAMARQUE (1964) konnten bei Fällen mit chronisch-lymphatischer Leukämie lymphographisch eine aufgelockerte Speicherstruktur mit punktförmigen Kontrastmittelablagerungen feststellen. ABBES et al. (1964) beschrieben riesige Lymphome mit punktförmigen Kontrastmittelherden und intakten Konturen. DANA et al. (1964) fanden bei Patienten mit malignen Hautinfiltraten meistens riesige retroperitoneale Lymphome mit nur noch teilweise mit Kontrastmittel gefüllten Randsinus, seltener wenig vergrößerte Lymphknoten mit regelmäßigen zentralen rundlichen Füllungsdefekten.

Auf Grund der unterschiedlichen histologischen Befunde und an Hand der vorliegenden Beobachtungen muß angenommen werden, daß das lymphographische

Speicherbild der Lymphknoten bei der chronisch-lymphatischen Leukämie keine einheitliche Struktur zeigt. Zu Beginn der Erkrankung ist histologisch und damit auch lymphographisch die Unterscheidung von einer reaktiven Lymphknotenhyperplasie nur sehr bedingt möglich (Abb. 35, 90). Bei fortschreitender maligner Zellinfiltration werden die Füllungsdefekte in den pathologisch veränderten Lymphknoten größer. Kleine Lymphknotentumoren haben eine nur leicht aufgelockerte Speicherstruktur. Mit zunehmender Größe der Lymphome werden die Kontrastmittelaussparungen entsprechend der verstärkten Zellinfiltration ausgedehnter und die Speicherstruktur grobmaschiger, wobei die verstreuten Kontrastmittelablagerungen zu einer fein- oder grobkörnigen Tüpfelung führen. Sehr große Lymphome besitzen nur noch in ihrer Peripherie einzelne mit Kontrastmittel gefüllte Reste der Randsinus. Histologisch und lymphographisch gelingt die Differenzierung in solch fortgeschrittenen Fällen gegenüber dem Lymphosarkom nicht.

6. Diskussion

Bei primär malignen Lymphknotentumoren erlaubt die Lymphographie die Beurteilung der Lokalisation und Ausdehnung des pathologischen Prozesses. Ihr diagnostischer Wert bei malignen Lymphomen geht aus tabellarischen Zusammenstellungen der 94 lymphographisch untersuchten Patienten hervor (Tab. 4). Aus ihr kann entnommen werden, daß bei 60 Patienten ein pathologischer Befund im Lymphogramm erhoben werden konnte. Der Anteil der positiven Diagnosen ist beim Lymphogranuloma Hodgkin und der chronisch lymphatischen Leukämie hoch, währenddem bei den anderen Malignomen etwa in der Hälfte der Fälle pathologische Lymphknoten im Lymphogramm nachgewiesen wurden.

Im Gegensatz zur histologischen Untersuchung nach Exzision eines einzigen Lymphknotens werden lymphographisch zahlreiche Lymphknotenstationen direkt für das Auge sichtbar und damit der diagnostischen Beurteilung zugänglich gemacht. Das Auflösungsvermögen dieser beiden an sich so verschiedenen Untersuchungsmethoden läßt sich zwar kaum miteinander vergleichen, doch kann ihr Wert so umschrieben werden, daß bei der histologischen Untersuchung das mikroskopische, bei der Lymphographie das makroskopische Auflösungsvermögen im Vordergrund steht. Beide Untersuchungsmethoden haben ganz verschiedene Möglichkeiten und müssen deshalb auch dementsprechend eingesetzt werden. Die histologische Untersuchung gestattet eine Aussage über die Natur der Erkrankung, währenddem die Lymphographie vor allem die Beurteilung der topographischen Ausdehnung des krankhaften Prozesses erlaubt. Die gemeinsame Anwendung beider Untersuchungsmethoden ist damit eine Selbstverständlichkeit. Das lymphographische Strukturbild der Lymphknoten ist für jede Art von maligner Tumorinfiltration durch die architektonische Beziehung der pathologischen Zellverbände zum noch erhaltenen Lymphknotenparenchym bestimmt. Maligne entartete Retikulumzellen und durch pathologische Zellen infiltriertes lymphatisches Gewebe, atypisches Granulationsgewebe (Morbus Hodgkin), metastatische Karzinomzellverbände, aber auch entzündliches Granulationsgewebe, Nekrosen und fibrolipomatöse Herde sind nicht imstande, öliges Kontrastmittel zu speichern. Sie führen deshalb lymphographisch zu Füllungsdefekten in Lymphknoten. Da diese Füllungsdefekte unspezifisch sind, ist die Unterscheidung maligner Lymphknotenveränderungen gegenüber gutartigen, entzündlichen wie Sarkoidose, Tuberkulose, Histoplasmose, Mononukleose oder retroperitoneale Fibrose schwierig und ohne klinische Angaben unmöglich (VIAMONTE et al., 1963, DOLAN, 1964, CLOUSE et al., 1964). Für eine differenzierte Tumordiagnostik bleibt nur die Möglichkeit, auf

Grund der räumlichen Verteilung der Füllungsdefekte auf eine bestimmte, für eine Tumorart charakteristische architektonische Struktur zu schließen. Die differentialdiagnostische Beurteilung von Lymphogrammen basiert deshalb auf der pathologischen Anatomie im makroskopischen Bereich der einzelnen Tumorarten.

Die Unterscheidung zwischen normalem und pathologischem Lymphogramm bildet den ersten Schritt in der lymphographischen Diagnostik. Fibrolipomatöse Herde müssen als noch normale und reaktive Hyperplasie als nicht tumorspezifische Lymphknotenveränderungen von den eigentlichen pathologischen Prozessen abgegrenzt werden. Die Fibrolipomatose führt lymphographisch zu umschriebenen, herdförmigen Füllungsdefekten im Lymphknotenzentrum und kommt somit bei der Beurteilung von Karzinommetastasen, Metastasen von malignen Melanomen und Tumorherden des Retikulosarkom und Lymphogranuloma Hodgkin in differentialdiagnostische Erwägung (Abb. 32, 33, 36, 40, 41, 42, 46, 53, 54, 55, 56, 61b, 63b, 64, 65, 66a, 68b, 73, 82, 83). Die reaktive Hyperplasie, bei der die leicht vergrößerten Lymphknoten eine geringgradige, gleichmäßige Auflockerung der Speicherstruktur zeigen, muß gegen Frühformen des Lymphogranuloma Hodgkin, des großfollikulären Lymphoblastoms und der chronisch lymphatischen Leukämie abgegrenzt werden (Abb. 34, 35, 81, 90). Bei diesen malignen Prozessen ist die Speicherstruktur der Lymphknoten im allgemeinen noch etwas stärker aufgelockert. Vor allem sind aber die Lymphknoten in der Regel deutlich vergrößert.

Die lymphographische Differenzierung der verschiedenen Arten von primären malignen Lymphknotentumoren ist deshalb schwierig, weil auch ihre pathologisch-anatomische Beurteilung und Klassifikation infolge der zahlreichen histologischen Zwischenformen oft nur uneinheitlich ist. Nur wenn strukturelle Unterschiede des Tumoraufbaus im makroskopischen Bereich vorliegen, kann eine Aussage gemacht werden. In den Anfangsstadien ist die Unterscheidung maligner Prozesse gegenüber der nicht tumorspezifischen, reaktiven Hyperplasie der Lymphknoten oft nicht möglich. Bei ausgeprägterem, reifem Krankheitsbild können die verschiedenen Tumortypen im Lymphogramm oft voneinander unterschieden werden. In weit fortgeschrittenen Fällen, bei denen die malignen Zellverbände das normale lymphatische Gewebe fast vollständig ersetzt haben, wird eine differenzierte lymphographische Diagnostik jedoch wiederum schwierig und unmöglich. Die blasige Speicherstruktur des Lymphogranuloma Hodgkin hat ein fast gleiches Aussehen, wie weit fortgeschrittene Fälle von chronisch-lymphatischer Leukämie (Abb. 78, 80, 90). Gewisse Formen von Retikulosarkom und Lymphosarkom zeigen im Lymphogramm fast identische Strukturbilder (Abb. 84, 87, 88). Lymphosarkom und chronisch lymphatische Leukämie lassen sich bei großen Lymphknotentumoren auch kaum mehr unterscheiden (Abb. 88, 89, 91, 92). Entzündliche, granulomatöse Prozesse wie Tuberkulose, Sarkoidose und Histoplasmose führen ebenfalls zu einer lakunären, netzartigen Speicherstruktur des Lymphknotens (Viamonte et al., 1963). Sie sind damit lymphographisch nicht von malignen Lymphomen abzugrenzen. Retikulosarkom und Karzinommetastasen zeigen lymphographisch eine gewisse Ähnlichkeit, da beide eine Tendenz zur Obliteration der Lymphzirkulation aufweisen. Diese ist bei Karzinommetastasen allerdings sehr viel ausgeprägter (Abb. 43, 44, 45, 46, 47, 48, 54, 61, 62, 86). Beide Tumorarten führen zudem zu relativ großen Füllungsdefekten in den Lymphknoten, die bei Karzinommetastasen vorwiegend marginal, beim Retikulosarkom aber zentral gelegen sind (Abb. 40, 41, 42, 46, 53, 54, 55, 56, 61b, 62b, 64, 65, 82, 83).

Zusammenfassend läßt sich sagen, daß primäre Lymphknotenneoplasien meistens zu einer starken Vergrößerung der befallenen Lymphknoten, aber zu keiner oder nur geringen Behinderung der Lymphzirkulation führen. Zudem scheinen für gewisse Tumorarten, besonders für das Lymphogranuloma Hodgkin im Lymphogramm charakteristische Strukturveränderungen vorzukommen, die für diese Erkrankung als typisch bezeichnet werden können. In allen anderen Fällen beschränkt sich die lymphographische Diagnostik aber zur Hauptsache auf die Beantwortung der Frage: pathologische oder nicht pathologische Lymphknotenveränderungen? In den meisten lymphographisch untersuchten Fällen ist die Grundkrankheit durch klinische und histologische Befunde bekannt, was die lymphographische Diagnose und Differentialdiagnose wesentlich vereinfacht. Die lymphographische Diagnostik ist somit vor allem eine topographisch-anatomische und nicht eine feingeweblich, histologische. Immerhin soll in Tab. 5 versucht werden, eine Zusammenstellung der Differentialdiagnose der einzelnen lymphographischen Symptome der verschiedenen Malignomarten zu geben, und so einen Überblick über diese diagnostische Möglichkeit der Lymphographie zu erhalten.

Tabelle 5: *Differentialdiagnose der pathologischen Veränderungen im Lymphogramm*

	Lymphknotenvergrößerung	Füllungsdefekte	Speicherstruktur	Obliteration der Lymphzirkulation
Fibrolipomatose	keine	zentral	normal oder grobtropfig	keine
Entzündliche Hyperplasie	mäßig stark	regelmäßig follikulär	regelmäßig fein- bis grobtropfig	keine
Strahlenfibrose	Verkleinerung	keine	dicht	keine
Karzinommetastasen	mäßig stark	klein bis groß vor allem marginal	normal oder etwas aufgelockert	stark
Melanommetastasen	mäßig stark	klein bis groß zentral und marginal	normal oder etwas aufgelockert	mäßig stark bis stark
Lymphogranuloma Hodgkin	mäßig stark bis stark	follikulär ausgestanzt lakunär lakunäre Auflockerung fibrotische Überwucherung	regelmäßig-grobtropfig verwaschen-grobfleckig blasenartig	keine bis leicht
Großfollikuläres Lymphoblastom Brill-Simmers	mäßig stark bis stark	follikulär	regelmäßig-grobtropfig retikulär	keine
Retikulosarkom	mäßig stark bis stark	groß, lakunär zentral	grobretikulär streifenförmig	keine bis leicht
Lymphosarkom	mäßig stark bis stark	lakunär	feinretikulär grobretikulär	keine
Chronische lymphatische Leukämie	mäßig stark bis stark	follikulär lakunär	punktförmig blasenartig	keine

Die lymphographische Differentialdiagnostik der primären malignen Lymphknotentumoren steht noch am Anfang ihrer Entwicklung. Zahlreiche Tatsachen sind jedoch schon heute durch experimentelle und klinische Untersuchungen sowie durch die Gegebenheiten der pathologischen Anatomie klargestellt. Weitere klinische Erfahrungen und insbesondere die direkte Gegenüberstellung der lymphographischen und pathologisch-anatomischen Befunde sind unbedingt notwendig, um die bis jetzt bekannten Tatsachen und hier vertretenen Ansichten zu stützen, zu ergänzen und zu beweisen.

K. Klinische Indikationen

Als direkte röntgendiagnostische Methode steht die Lymphographie für die Tumordiagnostik heute im Vordergrund des Interesses, weil ihr diagnostisches Auflösungsvermögen weit besser ist als das der übrigen Untersuchungsmethoden. Die Erfassung von Frühmetastasen in Lymphknoten gelingt wegen der topographisch-anatomischen Besonderheiten und der makroskopischen Art der Methode allerdings nicht in allen Fällen. Trotzdem kann die Lymphographie sehr oft Karzinommetastasen diagnostizieren, die klinisch nicht erkannt oder nur vermutet werden. Auch in der wichtigen Beurteilung von fortgeschrittenen Tumorfällen durch die lymphographische Darstellung der zweiten und dritten regionären Lymphknotenstationen leistet die Methode einen wichtigen Beitrag, da sie zu entscheiden hilft, ob eine Krankheitssituation als palliativ oder kurativ zu betrachten ist. Die Abklärung von Lymphknotenmetastasen der Karzinome des weiblichen Genitaltraktes (Uterus, Ovarien, Vagina, Vulva), des männlichen Genitaltraktes (Penis, Hoden, Prostata), der Harnwege (Harnblase und Nieren) sowie des Rektums sind deshalb wichtige Indikationen zur Lymphographie. Vor allem müssen maligne Hodentumoren lymphographisch abgeklärt werden, da ihre erste Lymphknotenstation auf Höhe der Nierenhili palpatorisch nur schlecht zu beurteilen ist (Abb. 54). Bei primär-malignen Lymphknotentumoren gibt die Lymphographie meistens klare Auskunft über Lokalisation und Ausdehnung der Lymphknotenerkrankung im Retroperitonealraum. Abdominelle Manifestationen des Lymphogranuloma Hodgkin, Lymphosarkom und Retikulosarkom werden relativ früh erkannt, doch ist eine lymphographische Artdiagnose in der Regel nicht mit Sicherheit möglich.

Die *kombinierte Anwendung von Lymphographie, Cavographie, Retropneumoperitoneum und Urographie* gibt in der Beurteilung retroperitonealer Tumoren die besten diagnostischen Resultate (Baum et al., 1963, Fuchs, 1964, Pujol und Lamarque, 1964, Mahaffy, 1964, Lee et al., 1964). Das Verschwinden der Psoaskonturen im Röntgenbild kann diagnostisch kaum verwertet werden (Elkin und Cohen, 1962). Auch die alleinige Anwendung der Urographie ist ungenügend, weil nur ausgedehnte Tumoren zur Dislokation der Ureteren führen (Abb. 95). Lee et al. (1964) geben an, in ihrer Untersuchungsreihe von 186 Patienten mit malignen Lymphomen in ungefähr 70% ein falsches negatives Resultat im Bezug auf das Vorliegen von retroperitonealen Lymphomen bei der Urographie gefunden zu haben. Die Cavographie läßt nur Primärtumoren und Tumormetastasen in lateral rechts der Aorta gelegenen Lymphknoten einwandfrei diagnostizieren (Fuchs, 1961, 1964, Pujol und Lamarque, 1964, Mahaffy, 1964), doch ist ihr diagnostisches Auflösungsvermögen als indirekte Methode der Lymphographie eindeutig unterlegen. Mahaffy (1964) fand bei 41 pathologisch veränderten Lymphknotengruppen nur 16mal ein entsprechendes pathologisches Cavogramm.

Im linken Retroperitonealraum gelegene Tumoren können mit dieser Methode nur bei großer räumlicher Ausdehnung erfaßt werden. Die Lymphographie stellt wohl pathologische Veränderungen in Lymphgefäßen und Lymphknoten proximal der Cysterna chyli direkt dar. Krankhafte Prozesse in weiter distal gelegenen Lymphknoten können aber nur bei sehr fortgeschrittener Tumorinfiltration am Verschluß oder an der Dislokation des Ductus thoracicus erkannt werden. Bei tiefem Ursprung des Ductus thoracicus und bei fehlender Darstellung der Lymphonodi latero-aortici dextri als anatomische Variation muß deshalb zusätzlich zur Lymphographie immer eine Cavographie durchgeführt werden. Fragliche pathologische Veränderungen im Lymphogramm können in gewissen Fällen durch einen analogen pathologischen Befund im Cavogramm sicher gestellt werden (Abb. 55).

Die *Lymphknotenszintigraphie* durch subkutane Injektion von radioaktivem Gold (Hultborn et al., 1955, Lang, 1960) zeigt im Vergleich zur Lymphographie ein weit geringeres Auflösungsvermögen. v. Keiser et al. (1964) fanden bei lymphographischer und szintigraphischer Abklärung von 49 Tumorpatienten zwar eine relativ gute Übereinstimmung der diagnostischen Resultate beider Methoden. Kleine, durch maligne Zellverbände bedingte Füllungsdefekte, pathologische Speicherstrukturen bei wenig vergrößerten primär malignen Lymphknotentumoren, mit anderen Worten: alle differenzierten pathologischen Veränderungen in den Lymphknoten können nur im Lymphogramm beurteilt werden. Damit kann

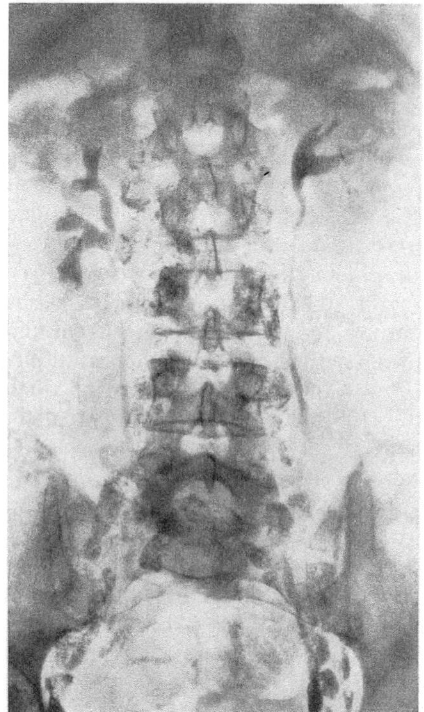

Abb. 95

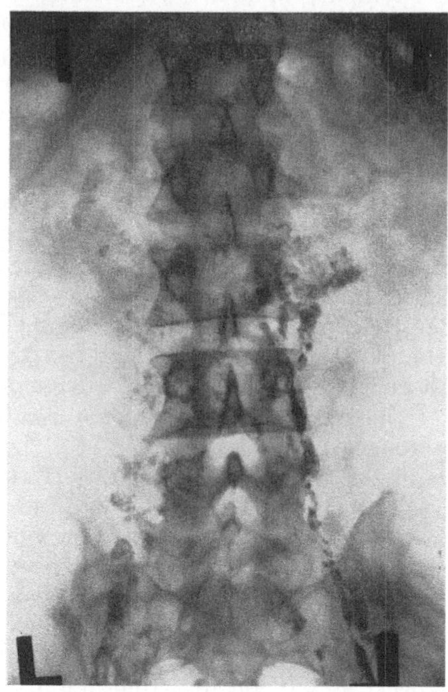

Abb. 96

Abb. 95. *Lymphographie und Urographie.* Keine Dislokation der Ureteren durch nur leicht vergrößerte aortale Lymphknoten mit lymphographisch deutlich pathologischer netzförmiger Speicherstruktur bei Lymphosarkom (28jährige Frau. Krankheitsdauer 11 Monate)

Abb. 96. *Lymphographische Feldkontrolle bei Radiotherapie.* Bleimarken zur Lokalisation der großen abdominellen Lymphome bei Lymphogranuloma Hodgkin (29jähriger Mann, Krankheitsdauer 8 Monate)

die Lymphknotenszintigraphie immer nur eine grobe Suchmethode sein, welche beim Vorliegen einer Kontraindikation zur Lymphographie zur Anwendung kommen soll.

Die *Therapie maligner Tumoren* erfährt durch die Lymphographie wegen des Nachweises von nur schwer, unsicher oder überhaupt nicht erfaßbaren Metastasen und primären Lymphknotenneplasien eine wertvolle Bereicherung. Bei Karzinomen kann auf Grund des lymphographischen Befundes ein genauer Behandlungsplan je nach Lokalisation und Ausdehnung der Metastasen aufgestellt werden. Hoffnungslose chirurgische Eingriffe und unliebsame Überraschungen bei der Operation lassen sich dadurch vermeiden. Bei den malignen Neoplasien der Lymphknoten ist die Feststellung der Generalisation lymphographisch meistens leicht möglich. Damit kann die Art der Therapie und die Prognose der Erkrankung genauer umschrieben werden.

Die exakte topographische Lokalisation der Lymphknotentumoren erlaubt eine sehr genaue Einstellung der Bestrahlungsfelder in der Röntgentherapie (Abb. 96). Bei intrauteriner und intravaginaler Radiumtherapie läßt sich die Distanz zwischen Strahlenquelle und regionären Lymphknoten genau abmessen. Damit kann die Strahlendosis für jeden einzelnen Lymphknoten berechnet werden.

Der *Erfolg der Radiotherapie und Chemotherapie* läßt sich an der Verkleinerung der Lymphknotentumoren sehr einfach ablesen. Da die Kontrastmittelspeicherung in den Lymphknoten während Monaten anhält, sind in der Regel nur Kontrollaufnahmen in regelmäßigen Zeitabständen notwendig (Abb. 97). Dabei ist allerdings zu beachten, daß eine Verkleinerung der Lymphknoten dadurch vorgetäuscht

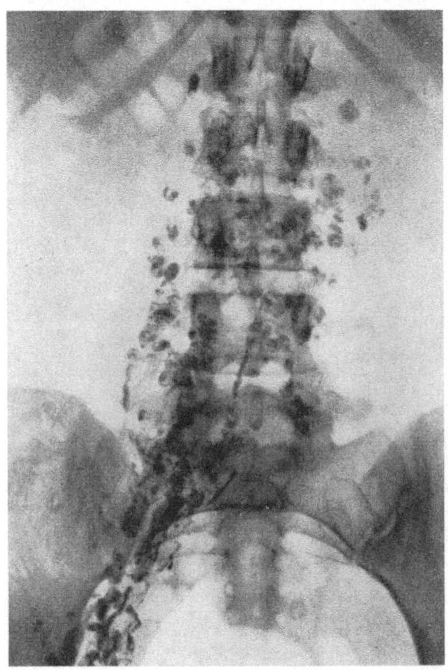

a

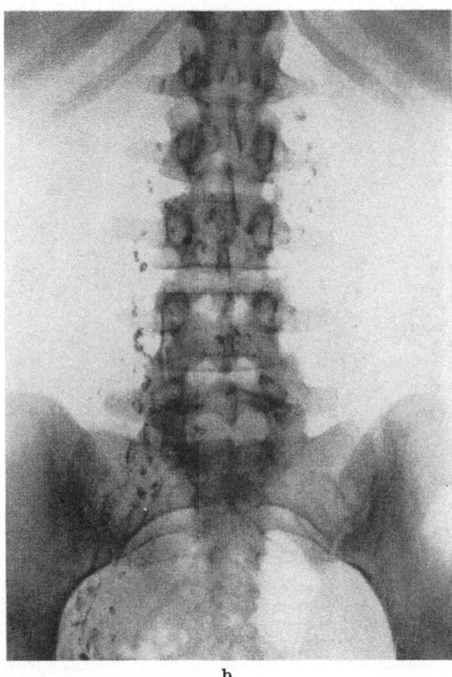

b

Abb. 97 a u. b. *Lymphographiekontrolle des Therapieerfolges* (31jährige Frau. Krankheitsdauer 2 Jahre). a Lymphographie zu Beginn der Röntgentherapie. Vergrößerte aortale Lymphknoten mit pathologischer lakunärer Auflockerung der Speicherstruktur. b Kontrolle nach Radiotherapie (4540 rh Elektronen). Deutliche Verkleinerung der pathologisch veränderten Lymphknoten

werden kann, daß das Kontrastmittel durch Phagozytose und Resorption mit der Zeit aus den Lymphknoten entfernt wird. Bei nur ungenügender Kontrastmittelfüllung der Lymphknoten muß deshalb eine neue Lymphographie als „second look“ durchgeführt werden (Perez-Tamayo et al., 1963). Die lymphographische Beurteilung der Bestrahlungsfelder und des Therapieerfolges ist bei primär-malignen Lymphknotentumoren leichter als bei Karzinommetastasen. Primär-maligne Lymphome werden in der Regel auch in fortgeschrittenen Fällen im Lymphogramm als Ganzes dargestellt, während bei Karzinommetastasen die zur Obliteration der Lymphzirkulation führen, lymphographisch nur die distale Begrenzung der Tumorinfiltration bestimmt werden kann. Damit ist in vielen Fällen die proximale Begrenzung des malignen infiltrativen Prozesses aus dem Lymphogramm nicht zu beurteilen.

Die *chirurgische Exzision von Lymphknoten* erfolgt nach der Lymphographie gezielt unter Durchleuchtung mit Bildverstärker und Television oder an Hand intraoperativer Röntgenkontrollen. Die operative Ausräumung der Lymphknoten läßt sich mit dieser Technik vollständig und exakt durchführen, weil jeder einzelne Lymphknoten wegen der Kontrastmittelfüllung gezielt angegangen werden kann (Abb. 67, 99). Zudem kann durch Injektion von Chlorophyll zusammen mit dem Kontrastmittel eine Grünfärbung der Lymphknoten erreicht werden. Diese sind dadurch im Operationssitus besser sichtbar und lassen sich leichter frei präparieren und entfernen. Die Lymphographie kann zur Beurteilung der Radikalität des chirurgischen Eingriffs auch *postoperativ* durchgeführt werden. Dabei findet sich schon nach kurzer Zeit meistens eine gute Regeneration der Lymphgefäße und in der Regel keine wesentliche Behinderung der Lymphzirkulation. Relativ häufig sind jedoch im Operationsgebiet Lymphzysten vorhanden (Abb. 57, 100). Diese können, wenn sie im kleinen Becken liegen, zur Kompression der Ureteren führen. Die

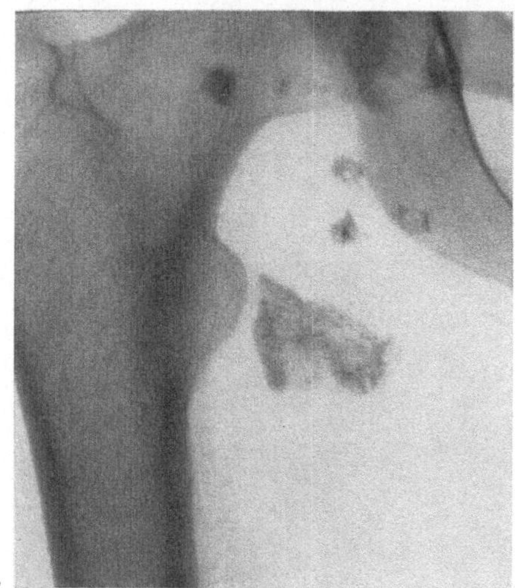
a

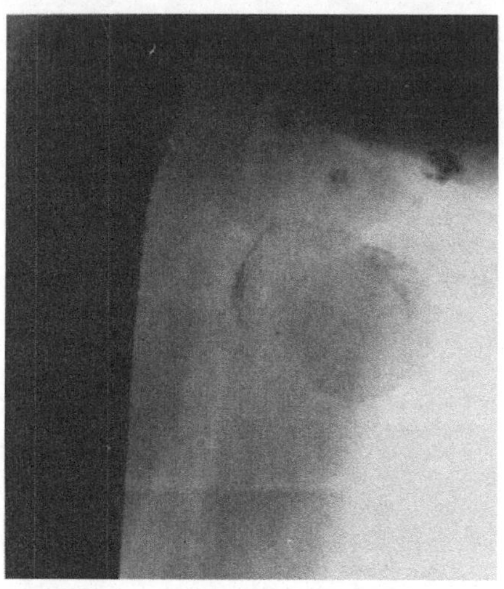
b

Abb. 98 a u. b. *Kontrollröntgenaufnahmen nach Lymphographie* (36jährige Frau mit malignem Melanom des rechten Unterschenkels). a Normales Lymphogramm. Ln. inguinalis superficialis inferior (→). Lnn. inguinales profundi (+→). b Kontrollröntgenaufnahme 5 Monate nach Lymphographie. Kräftig vergrößerter Ln. inguinalis superficialis inferior mit großem zentralem Füllungsdefekt durch Tumorinfiltration. Randsinus größtenteils erhalten (→)

postoperativen Veränderungen des Lymphgefäßsystems im Lymphogramm sind klinisch besonders von Collette (1958), Fuchs et al. (1960), Tagliaferro et al. (1961), Del Buono und Rüttimann (1961), Hahn et al. (1963), Rüttimann und Del Buono (1964), Dolan, 1964 sowie Herman et al., 1964 untersucht worden.

Durch *Kontrollröntgenbilder ohne erneute Kontrastmittelinjektion* ist es möglich, frische, einige Zeit nach der Lymphographie aufgetretene Tumorinfiltrationen in bei der ersten Untersuchung als normal betrachteten Lymphknoten festzuhalten (Abb. 98). In der Regel ist jedoch die Wiederholung der Lymphographie notwendig, da das in den Lymphknoten zurückgebliebene Kontrastmittel für die eindeutige Beurteilung der pathologischen Veränderungen nicht ausreicht.

Die *intralymphatische Isotopentherapie* gleichzeitig mit der Lymphographie durch radioaktives Lipiodol Ultra-Fluide ist besonders von Jantet (1962), Ratti (1962), Chiappa et al. (1962, 1964), Seitzmann et al. (1963), Gough et al. (1963) und Ariel et al., 1964 empfohlen worden. Eigene Erfahrungen mit dieser Therapieform liegen nicht vor, da sie aus folgenden Überlegungen keine besonderen Vorteile und Verbesserungen gegenüber den bisher angewendeten Methoden der Radiotherapie zu bringen scheint. Vorgängig der Lymphographie kann nämlich in den meisten Fällen nichts über Größe und Lokalisation des pathologischen Prozesses ausgesagt werden. Der therapeutische Eingriff erfolgt damit nicht gezielt, sondern wahllos, wobei auch normale Lymphknoten bestrahlt werden. Weiter ist

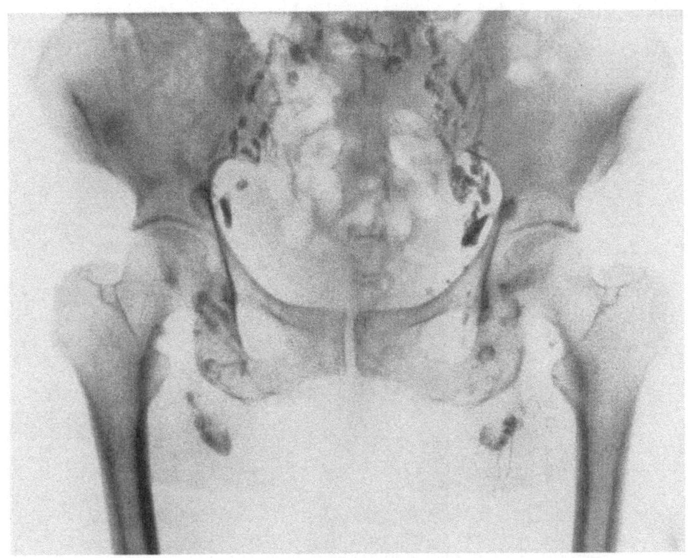

a

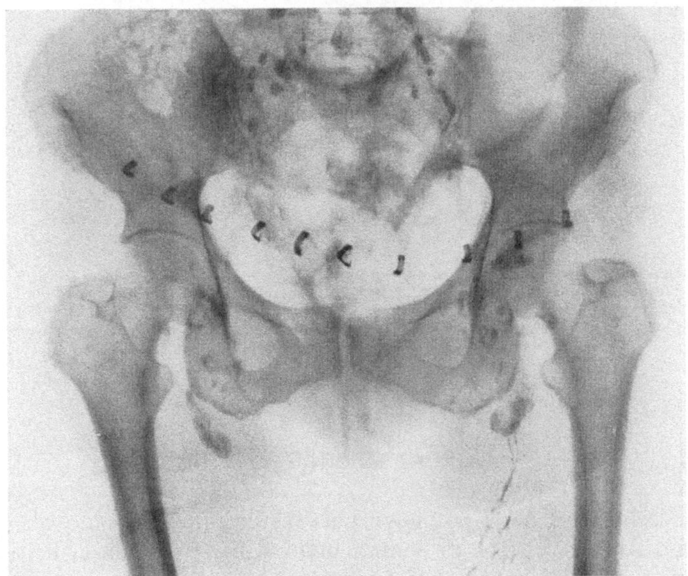

b

Abb. 99 a u. b. *Lymphographiekontrolle nach chirurgischer Lymphknotenexzision* (54jährige Frau mit Portiokarzinom, Stadium II). a Normales Lymphogramm der inguinalen und iliakalen Lymphknoten. b Status nach WERTHEIMscher Radikaloperation. Totale Entfernung der Lnn. iliaci externi

die kurzreichende Beta-Strahlung des radioaktiven Jodes bei Obliteration der Lymphzirkulation durch karzinomatöse Infiltration gar nicht imstande, wirksam am Tumor anzugreifen. Auch für große, nur schwach mit Kontrastmittel gefüllte maligne Lymphome ist die auf das Tumorgewebe wirkende Strahlendosis relativ gering. Ähnliche Einwände gelten auch für die intralymphatische Injektion von chemotherapeutischen Medikamenten (GOFFRINI und RARTELLI, 1961, JANTET, 1962, JACKSON et al., 1962, MC CARTHY et al., 1964 Ariel et al. 1964). Zudem kommt es entsprechend den tierexperimentellen Untersuchungen von KOEHLER et al. (1964) durch die massive Überschwemmung und Ablagerung von radioaktivem Kontrastmittel in den Lungen zu einer Bestrahlung des Lungenparenchyms, die nicht ungefährlich ist und zu Komplikationen führen kann.

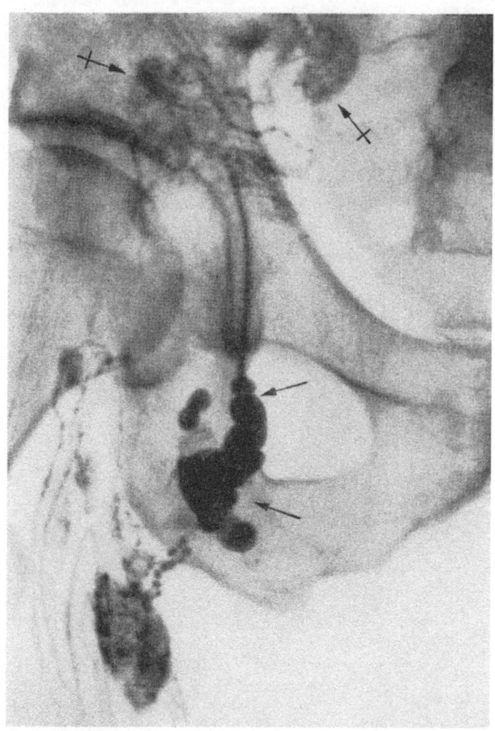

Abb. 100. *Lymphographie nach Probeexzision inguinaler Lymphknoten* (39jähriger Mann. Krankheitsdauer 3 Monate). 3 Wochen nach Probeexzision große mit Kontrastmittel gefüllte Operationshöhle im Bereiche der tiefen inguinalen Lymphknoten (Lymphzyste) (→). Pathologische lakunäre Auflockerung der Speicherstruktur leicht vergrößerter iliakaler Lymphknoten bei Lymphogranuloma Hodgkin (+→)

L. Zusammenfassung

Der klinische Wert der Lymphographie für die Tumordiagnostik wurde in der vorliegenden Arbeit bei 244 Patienten mit malignen Tumoren kritisch geprüft. Dabei konnten folgende Tatsachen festgestellt werden:

1. Die Aufgabe der Lymphographie ist die topographisch-anatomische Bestimmung makroskopischer primärer und sekundärer maligner Veränderungen in Lymphknoten.

2. Die Lymphographie stellt Karzinommetastasen und primäre maligne Lymphknotentumoren im kleinen Becken und Retroperitoneum im Röntgenbild direkt dar und erlaubt damit in einer großen Zahl von Fällen die einwandfreie Diagnose dieser klinisch oft nur schwer zu beurteilenden Krankheitsprozesse.

3. Die genaue Kenntnis der topographischen Anatomie der regionären Lymphknoten des vom malignen Tumor befallenen Organes ist für die richtige Beurteilung der Lymphographie unentbehrlich.

4. Die Früherfassung von Krebsmetastasen und malignen Lymphomen durch die Lymphographie ist aus Gründen der topographischen Anatomie und wegen des makroskopischen Auflösungsvermögens der Methode oft nur bedingt möglich. In zahlreichen Fällen konnten jedoch Karzinommetastasen durch die Lymphographie festgestellt werden, obschon die klinischen Zeichen unsicher waren oder überhaupt fehlten.

5. Die Lymphographie ist jedoch nicht nur für die Früherfassung und Beurteilung der ersten, sondern auch der zweiten und dritten regionären Lymphknotenstationen von großer Bedeutung, indem kurative und palliative Krankheitssituationen genauer bestimmt werden können.

6. Die lymphographische Differentialdiagnose der primären Neoplasien der Lymphknoten gelingt nur in einer beschränkten Zahl von Fällen. Eine Tumordiagnose durch die Lymphographie ist schwierig.

7. Bei primär-malignen Lymphomen werden lymphographisch zahlreiche Lymphknotenstationen der diagnostischen Beurteilung zugänglich gemacht, währenddem histologisch gewöhnlich nur ein einziger Lymphknoten untersucht werden kann. Das mikroskopische Auflösungsvermögen der Histologie und das makroskopische Auflösungsvermögen der Lymphographie ergänzen sich in bester Weise.

8. Die Therapie maligner Tumoren erfährt durch die Lymphographie eine wichtige Bereicherung, weil durch die direkte röntgenologische Darstellung des malignen Tumors chirurgischer Eingriff und Radiotherapie gezielter und unter Kontrolle durchgeführt werden können.

9. Die technische Durchführung der Lymphographie ist bei einiger Übung relativ einfach und wenig zeitraubend. Komplikationen kommen vor, sind aber in der Regel harmlos.

10. Kontraindikationen zur Lymphographie sind akute und chronische Lungenerkrankungen mit Störung der Lungenfunktion, Herzinsuffizienz, Kachexie und Jodüberempfindlichkeit.

11. Die Lymphographie ist allen indirekten Röntgenmethoden in der Beurteilung von retroperitonealen Tumormetastasen und primär-malignen Lymphknotentumoren weitaus überlegen, weil sie die pathologischen Veränderungen in Lymphgefäßen und Lymphknoten im Röntgenbild direkt sichtbar macht und diese nicht aus indirekten Veränderungen an anderen Organen abgeleitet werden müssen. Aus diesem Grunde bedeutet die Lymphographie einen entscheidenden Fortschritt in der Röntgendiagnostik.

Literatur

ABBES, M., E. MARTIN, V. PASCHETTA, A. PELLEGRINO et P. P. PRATT: La lymphographie en cancérologie. L'expansion scientifique Française. Paris, 1964.

ACKERMAN, L. V., and J. A. DEL REGATO: Cancer-Diagnosis, Treatment and Prognosis. St. Louis: C. V. Mosby, 1962.

ALESSANDRI, R., C. BIAGINI, C. BOMPIANI, A. FANUCCI and A. LOASSES: Decisivo progresso in linfo-adenografia. Nunt. Radiol. Roma **27**, 339 (1961).

ALTMAN, D., W. SHAVER and M. VIAMONTE: Lymphangiography in children. Amer. J. Dis. Child. **104**, 335 (1962).

ARIEL, I. M., M. I. RESNICK and D. GALEY: The intralymphatic administration of radioactive isotopes and cancer chemotherapeutic drugs. Surgery **55**, 355 (1964).

ARNULF, G., et C. BOELY: Physiopathologie des lymphatiques et du canal thoracique. Presse Méd. **69**, 2381, 2505 (1961).

ARVAY, N. et J. D. PICARD: La lymphographie en hématologie. Rev. Prat. Paris **15**, 1695 (1962).

— — La lymphographie. Etude radiologique et clinique des voies lymphatiques normales et pathologiques. Paris: Masson & Cie, 1963.

AVERETTE, H. E., and J. H. FERGUSON: Lymphographic alterations of pelvic lymphatics after radiotherapy. J. Amer. Med. Ass. **186**, 554 (1964).

BARANDUN, S.: Persönliche Mitteilung. 1962.

BARTHELS, P.: Das Lymphgefäßsystem. In: BARDELEBEN: Handbuch der Anatomie des Menschen. Jena: G. Fischer, 1909.

— —, A. TAGLIAFERRO e L. ROSSI: Considerazioni su quadri adenografiic normali e pathologici. Minerva Chir. **16**, 733 (1961).

BATTEZZATI, M., I. DONINI, P. BELARDI, G. BECCHI e L. MUGGIATI, Die Phlebolymphographie der Leisten-Becken-Region. Fortschr. Röntgenstr. **98**, 705 (1963).

BAUM, ST., K. M. BRON, L. WEXLER and H. L. ABRAMS: Lymphangiography, Cavography and Urography. Radiology **81**, 207 (1963).

BELÁN, A., P. MÁLEK u. J. KOLC: Röntgenkinematographischer Nachweis lymphovenöser Verbindungen im Versuch in vivo. Fortschr. Röntgenstr. **99**, 168 (1963).

BENNETT, H. S., and A. A. SHIVAS: The visualization of lymph nodes and vessels by ethyl iodostearate (Angiopac) and its effect on lymphoid tissue: A preliminar radiological and histological study. J. Fac. Radiol. (Lond.) **5**, 261 (1954).

BERGENTZ, S. E.: Studies on the genesis of posttraumatic fat embolism. Acta chir. scand. Suppl. No. 282 (1961).

BISMUTH, V., J. P. DESPREZ-CURELY, R. BOURDON et A. LAMBLING: Ascites chyleuses non tumorales. Ann. de Radiol. **6**, 817 (1963).

BOYD, A. D., and W. A. ALTMEIER: Lymphography in management of malignant neoplasmas of lower extremities. Arch. Surg. **86**, 911 (1963).

BRON, K. M., ST. BAUM and H. L. ABRAMS: Oil Embolism in Lymphangiography. Radiology **80**, 194 (1963).

BRUUN, S., and A. ENGESET: Lymphadenography. A new method for the visualization of enlarged lymph nodes and lymphatic vessels. (Prel. rep.). Acta radiol. (Stockh.) **45**, 389 (1956).

BURAGGI, G. L., P. D'AMICO e G. FAVA: La radioterapia endolinfatica. Radiol. Med. **49**, 238 (1963).

CARLSTEN, A., and T. OLIN: Route of intestinal lymph to blood stream, roentgenological study in cats. Acta physiol. scandinav. **25**, 259 (1951).

CHÉRIGÉ, E. et J. P. DESPREZ-CURELY: Lymphographie normale, étude radio-cinématographique, film 16 mm sonore. Paris, 1962.

CHIAPPA, S., G. GALLI, S. BARBAINI e G. RAVASI: La radioterapia endolinfatica: primi risultati di una nuove metodica. Radiol. Med. **48**, 663 (1962).

— — — — La linfoadenografia nelle neoplasie primitive e secondarie des sistema linfoghiandolare. Radiol. Med. **48**, 1155 (1962).

— — — — e G. BAGLIANI: La lymphographie peropératoire dans les tumeurs du testicule. J. de Radiol. **44**, 613 (1963).

— —, M. GUARINO, L. LUCIANI e S. BARBAINI: Quelques possibilités de la radiothérapie éndolymphatique dans le domaine de la gynécologie. J. de Radiol. **44**, 157 (1963).

—, G. RAVASI, S. BARBAINI, G. GALLI e G. BAGLIANI: La semeiotica radiologica del vaso e del ganglie linfatico nelle neoplasie. Radiol. Med. **49**, 338 (1963).

Chiappa, S., G. Ravasi, and C. Palmia: Observations on intralymphatic radiotherapy and general chemotherapy. Clin. Rad. **15**, 202 (1964).
Clementz, B., and T. Olin: Apparatus for controlled infusion of saline in angiography and contrast medium in lymphography. Acta radiol. (Stockh.) **55**, 109 (1961).
Clouse, M. E., E. E. Farley and B. B. Litwin: Lymphographic criteria in retroperitoneal fibrosis. Radiology **83**, 1 (1964).
Cohen, R.: Lymphangiography in a patient with chylous ascites. Radiology **81**, 219 (1963).
Collette, J. M.: Lymphographie expérimentale et clinique. Description d'une technique d'opacification radiologique du système périphérique et du groupe ganglionnaire iliopelvien. Acta chir. belg. **54**, 607 (1955).
— Envahissements ganglionnaires inguino-iliopelviens par lymphographie. Acta radiol. (Stockh.) **49**, 154 (1958).
— La lymphographie dans les lymphostases acquises. Ann. de rad. **1**, 211 (1958).
— Persönliche Mitteilung, 1960.
— La lymphadénographie dans les envahissements ganglionnaires d'origine néoplastique. In: IXth internat. Congr. Radio. in München 1959. Hrsg. B. Rajewsky. Stuttgart: Thieme, 1961.
Cottier, H.: Morphologische Orthologie der immunologisch aktiven Gewebe. In: Die Plasmaproteine in der klinischen Medizin von W. H. Hitzig. Berlin-Göttingen-Heidelberg: Springer, 1963.
Cunéo, B. et M. Marcille: Topographie des ganglions ilio-pelviens. Bull. et mém. Soc. anat. de Paris **1901**, 653.
Dana, M., J. P. Desprez-Curely, V. Bismuth et R. Bourdon: La lymphographie dans les maladies de la peau. Ann. Radiol. **7**, 555 (1964).
Dargent, M., J. L. Chassard, E. Pommateau et F. Samim: Echecs et complications de la lymphographie au lipiodol ultrafluide. Lyon chir. **58**, 870–876 (1962).
Del Buono, M. S.: Semeiotica linfografica nelle affezioni neoplastiche. Atti XXIIo Congresso Radiologia Medica. Milano: Edit. Idos, 1963.
— et A. Rüttimann: L'indagine linfografica nel linfedema secondario cronico. Minerva chir. **17**, 655 (1962).
Desprez-Curely, J. P., V. Bismuth et A. Laugier: L'exploration radiologique des ganglions iliolombaires par lymphographie. Nouv. Rev. franç. Hémat. **2**, 91 (1962).
— — — et J. Descamps: Accidents et incidents de la lymphographie. Ann. Radiol. **5**, 577 (1962).
Dierick, W. S. en P. M. Van Vaerenbergh: Lymphografie en cancérologie. J. Belge de Radiol. **46**, 38 (1963).
Ditchek, T., R. J. Blahut and A. C. Kittleson: Lymphadenography in Normal Subjects. Radiology **80**, 175 (1963).
Dolan, P. A., Lymphography. Brit. J. Radiol. **37**, 405 (1964).
—, and R. R. Hughes: Lymphography in genital cancer. Surg. Gynec. & Obstet. **118**, 1286 (1964).
—, and E. B. Moore: Improved technique of lymphangiography. Amer. J. Roentgenol. **88**, 110 (1962).
Drinker, C. K., M. E. Field and H. K. Ward: The filtering capacity of lymph nodes. J. exp. Med. **59**, 393 (1934).
—, G. B. Wislocki and M. E. Field: The structure of the sinuses in the lymph nodes. Anat. Rec. **56**, 261 (1933).
Elkin, M., and G. Cohen: Diagnostic value of psoas shadow. Clin. Radiol. **13**, 210 (1962).
Engeset, A.: Experimental lymphadenography with Jodipin in rats. 25th Ann. Publ. Norw. Radium Hosp. **1958**, 204.
— Roentgenological demonstration of lymph vessels by-passing nodes. 25th Ann. Publ. Norw. Radium Hosp. **1958**, 219.
— The route of peripheral lymph to the blood stream. An X-ray study of the barrier theory. J. Anat. (Lond.) **93**, 96 (1959).
— Lymphatico-Venous Communications in the Albino Rat. J. Anat. (Lond.) **93**, 381 (1959).
— An experimental study of lymph node barrier. Injection of Walker carcinoma 256 in the in the lymph vessels. Acta Un. int. Cancr. **15**, 879 (1959).
— Barrier function of Lymph glands. Lancet **10**, 324 (1962).
— Lokal røntgenbestråling av lymfeknuter. Nordisk Med. **70**, 1127 (1963).
— Irradiation of lymph nodes and vessels. Acta Radiol. Suppl. **229** (1964).
Fisch, U., Cervical lymphography in cases of laryngo-pharyngeal carcinoma. J. Laryng. **78**, 715 (1964).
— u. Del Buono, M. S.: Zur Technik der cervicalen Lymphographie. Schw. Med. Wschr. **93**, 994 (1963).
— — Die Lymphographie des Halses. Arch. Ohr.-Nas.-KehlkHeilk. **182**, 311 (1963).

Fischer, H. W.: Editorial: Lymphography. Radiology **80**, 1002 (1963).
—, M. S. Lawrence and J. R. Thornbury: Lymphography of the normal adult male. Radiology **78**, 399 (1962).
— — and G. R. Zimmermann: Contrast radiographic demonstration of a lymph node metastasis. J. Amer. med. Ass. **175**, 327 (1961).
—, and G. R. Zimmermann: Roentgenographic visualization of lymph nodes and lymphatic channels. Amer. J. Roentgenol. **81**, 517 (1959).
Foex, P., E. Hausser, S. Widgren et Ch. Mentha: Lymphographie: méthode de contrôle de l'évolution d'un lymphome abdominal. Schweiz. Med. Wschr. **94**, 1347 (1964).
Fuchs, W. A.: Der diagnostische Wert der Cavographie. Radiol. Clin. **30**, 129 (1961).
— Complications in Lymphography with oily contrast Media. Acta Radiol. (Stockh.) **57**, 427 (1962).
— Tumordiagnostik durch Lymphographie. Radiol. Clin. **31**, 277 (1962).
— Lymphography. Ann. Rev. Med. **15**, 287 (1964).
— Vena cava inferior. In: Röntgendiagnostik des Herzens und der großen Gefäße III. Handbuch der Medizinischen Radiologie. Hrsg. Olsson, Strnad, Vieten, Zuppinger. Berlin-Göttingen-Heidelberg: Springer, 1964.
— Lymphographische Tumordiagnostik. Praxis **53**, 414 (1964).
— and G. Böök-Hederström: Inguinal and pelvic lymphography. Acta radiol. (Stockh.) **56**, 340 (1961).
— — Lymphography in the diagnosis of metastases with special reference to the carcinoma of the uterine cervix. Acta radiol. (Stockh.) **1964**.
—, A. Rüttimann, M. S. Del Buono: Klinische Indikationen zur Lymphographie. Schweiz. med. Wschr. **89**, 755 (1959).
— — — Zur Lymphographie bei chronischen sekundären Lymphödemen. Fortschr. Röntgenstr. **92**, 608 (1960).
Gall, E. A., and T. B. Mallroy: Malignant lymphoma. A clinicopathological survey of 618 cases. Amer. J. Path. **18**, 381 (1942).
Galli, G.: La semeiotica linfoadenografica dei processi neoplastici. Att. Acad. Med. Lomb. **17**, 21 (1962).
Ginsburg, L. B., and A. B. Skronek: Pantopaque pulmonary embolism a complication of myelography. Amer. J. Roentgenol. **73**, 27 (1955).
Goffrini, P., P. Bobbio, G. Peracchia e F. Pellegrino: Presentazione di un metodo comparativa anatomo-linfografico per lo studio della patologia del linfonodo con particolare riguardo a quella tumorale. Arch. di Ital. Chir. **87**, 613 (1961).
—, e G. C. Rastelli: L'introduzione di farmaci per via linfatica. Arch. Ital. Chir. **67**, 681 (1961).
Goldberg, M. E., and S. B. Feinberg: Pulmonary infarction following lymphangiographynic dogs. Its implications in human studies. Radiology **81**, 479 (1963).
Gough, J. H., M. H. Gough and L. M. Thomas: Pulmonary complications following lymphography – with a note on technique. Brit. J. Radiol. **37**, 416 (1964).
Gough, M. H., E. J. Guiney and J. B. Kinmonth: Lymphangiography: new techniques and uses. Brit. J. Med. **1**, 1181 (1963).
Gould, R. J., and B. Schaffer: The surgical application of lymphography. Surg. Gynec. Obstet. **114**, 683–690 (1962).
Grant, I. W. B., W. D. A. Callam and J. K. Davidson: Pulmonary oil embolism following hysterosalpingography. J. Fac. Radiol. **8**, 410 (1957).
Greening, R. R., and S. Wallace: Further observations in lymphangiography. The Radiologic Clinics of North America, April 1963, 157.
Guerbet, M.: Persönliche Mitteilung, 1964.
— Etude éperimentale de la toxicité du Lipiodol ultrafluide par voie intraveineuse ou lymphytique, 1964 (im Druck).
Hahn, G. A., S. Wallace, L. Jackson and G. Dodd: Lymphangiography in gynaecology. Amer. J. Obst. & Gynec. **85**, 754 (1963).
Heilmeyer, L. u. H. Begemann: Blut und Blutkrankheiten. Handbuch der Inn. Medizin. 4. Aufl. II. Band. Berlin-Göttingen-Heidelberg: Springer, 1961.
Hellman, T. J.: Lymphgefäße, Lymphknötchen und Lymphknoten. In: Handbuch der mikroskopischen Anatomie des Menschen. Bd. 6, 4, S. 174. Hrsg. W. von Möllendorff. Berlin: Springer, 1943.
Herman, P. G., D. L. Benninghoff, J. H. Nelson and H. Z. Mellins: Roentgen Anatomy of the Ilio-Pelvis-Aortic Lymphatic system. Radiology **80**, 182 (1963).
— —, and S. Schwarz: A physiologic approach to lymphflow in lymphography. Amer. J. Roentgenol. **91**, 1207 (1964).
Hreshchyshyn, M., and F. R. Sheehan: Lymphangiography in patients with pelvic cancer and lymphomas. Proc. Amer. Ass. Cancer Res. **3**, 121 (1960).

HRESHCHYSHYN, M., F. R. SHEEHAN and J. F. HOLLAND: Visualization of retroperitoneal lymph nodes. Cancer (Philad.) **14**, 205 (1961).
JACKSON, H., and F. PARKER: Hodgkin's disease and allied disorders. Oxford University Press, New York, 1947.
JACKSON, L., S. WALLACE, B. SCHAFFER, I. GOULD, S. KRAMER and A. WEISS: The diagnostic value of lymphography. Ann. intern. Med. **54**, 870 (1961).
— — and A. WEISS: Chemotherapy by intralymphatic infusion. Cancer **151**, 955 (1962).
JACOBSSON, S., and S. JOHANSSON: Normal roentgen anatomy of the lymph vessels of the upper and lower extremities. Acata radiol. (Stockh.) **51**, 321 (1959).
JANTET, G. H.: Direct intralymphatic injections of radioactive colloidal gold in the treatment of malignant disease. Brit. J. Radiol. **35**, 692 (1962).
JOSSIFOW, G. M.: Das Lymphgefäßsystem des Menschen. Jena: G. Fischer, 1930.
KAINDL, F., E. MANNHEIMER, L. PFLEGER-SCHWARZ u. B. THURNHE: Lymphangiographie und Lymphadenographie der Extremitäten. Stuttgart: G. Thieme, 1960.
— — u. B. THURNHE: Lymphangiographie und Lymphadenographie am Menschen. Fortschr. Röntgenstr. **89**, 1 (1958).
KEISER, D. v. und H. J. FRISCHBIER: Der Wert der Lymphographie bei der Metastasensuche. Fortschr. Röntgenstr. **100**, 299 (1964).
—, K. ZUM WINKEL, H. J. FRISCHBIER und H. Müller: Vergleich zwischen röntgenologischer und szintigraphischer Darstellung des abdominellen Lymphsystems. Fortschr. Röntgenstr. **100**, 557 (1964).
KENYON, N. M., M. SOTO, M. VIAMONTE, R. E. PARKS and J. J. FARREL: Improved techniques and results of lymphography. Surg. Gynec. Obstet. **114**, 677 (1962).
KINMONTH, J. B.: Lymphangiography in man. Clin. Sci. **11**, 13 (1952).
—, R. A. K. HARPER and G. W. TAYLOR: Lymphangiography by radiological methods. J. Fac. Radiol. (Lond.) **6**, 217 (1955).
—, and G. W. TAYLOR: Chylous Reflux. Brit. Med. J. **1**, 529 (1964).
— —, and R. KEMP HARPER: Lymphangiography. A Technique for the clinical use in the lower limb. Brit. med. J. **1955**/I; 940.
KITTREDGE, R. D., and N. FINBY: Lymphangiography in obstruction. Amer. J. Roentgenol. **91**, 444 (1964).
—, S. HASHIM, H. B. ROHOLT, T. B. VAN ITALLIE and N. FINBY: Demonstration of lymphatic abnormalities in a patient with chyluria. Amer. J. Roentgenol. **90**, 159 (1963).
KOEHLER, R. P., W. A. MEYERS, J. F. SKELLEY and B. SCHAFFER: Body distribution of Ethiodol following lymphangiography. Radiology **82**, 866 (1964).
—, G. T. WOHL and B. SCHAFFER: Lymphangiography – a survey of its current status. Amer. J. Roentgenol. **91**, 1216 (1964).
KRITTER, H., N. ARVAY, J. D. PICARD and G. MANLOT: La lymphographie dans le cancer du col utérin. Ann. Radiol. **5**, 55 (1962).
LACHAPÈLE, A. P.: De l'étude anatomo-radiologique du canal thoracique d'après 60 opacification sur l'être humain vivant. J. de Radiol. **45**, 1 (1964).
—, J. BIRABEN, C. LAGARDE e A. HUGUES: Indicazioni terapeutiche tratte dalla linfografia pelvica nel cancro del collo dell utero. Minerva med. **52**, 4332 (1961).
LÉGER, L., R. BUCHET, F. BITRY, C. BOLEY et H. PRÉMONT: Introduction à l'étude de la lymphographie hépatique. Presse méd. **69**, 1981 (1961).
—, M. PRÉmont et G. HUGON: Lymphographie du canal thoracique dans les cancers oesophagiens. Gaz. méd. de France **69**, 2801 (1962).
LEIBER, B.: Der menschliche Lymphknoten. München und Berlin: Urban & Schwarzenberg, 1961.
LENNERT, K.: Über die Berechtigung der Unterscheidung von drei Lymphogranulomformen von Jackson und Parker. Verh. Dtsch. Ges. Path. 37. Tgg. **1953**, 174.
— Die Differentialdiagnose der epitheloidzelligen Lymphknotenreaktionen. Klin. Wschr. **35**, 1097 (1957).
LENZI, M. and G. BASSANI: The effect of radiation on the lymph and on the lymph vessels. Radiology **80**, 814 (1963).
LUDWIG, J.: Über Kurzschlußwege der Lymphbahnen und ihre Beziehungen zur lymphogenen Krebsmetastasierung. Path. et Microbiol. (Basel) **25**, 329 (1962).
LUKES, R. J.: Relationship of histologic features to clinical stages in Hodgkin's disease. Amer. J. Roentgenol. **90**, 944 (1963).
MAHAFFY, R. G.: A comparison of the diagnostic accuracy of lymphography, cavography and pelvic phlebography. Brit. J. Radiol. **37**, 422 (1964).
MALAMOS, B., S. D. MOULOPOULOS and A. SARKAS: Lymphadenography: Its uses in Haematology. Brit. Med. **2**, 1360 (1959).
MÁLEK, P.: Physiologische, pathophysiologische und anatomische Grundlagen der Lymphograhpie. In: IXth internat. Congr. Radiol. 1959 in München. I. 384. Hrsg. B. Rajewsky. Stuttgart: Thieme, 1961.

—, and A. Belán: Lymphography of the deep lymphatic system of the thigh. Acta radiol. (Stockh.) **51**, 422 (1959).

Marchal, G., J. Bernard, N. Arvay, G. Bilski-Pasquier, J. Ecoiffier et J. D. Picard: La lymphographie dans le dépistage des adénopathies profondes. Presse méd. **69**, 2253 (1961).

— — — —, J. D. Picard, G. Mathé et G. Brulé: La lymphographie dans la maladie de Hodgkin (Etude de 45 cas). Nouv. Rev. franc. Hémat. **2**, 4 (1962).

Marshall, A. H. E.: An outline of the cytology and pathology of the reticular tissue. Edinburgh and London: Olivier and Boyd, 1956.

May, R. E., and M. Bogash: Lymphangiography as a diagnostic adjunct in urology. J. Urol. **87**, 208 (1962).

McCarthy, J. J., E. O'Malley and P. Fitzgerald: Intralymphatic chemotherapy with cytotoxic drugs in rabbits. J. Brit. Surg. **51**, 542 (1964).

Most, A.: Chirurgie der Lymphgefäße und Lymphdrüsen. Neue Deutsche Chirurgie. Stuttgart: Enke, 1917.

Moulonguet-Doléris, P., N. Arvay, J. D. Picard et G. Manlot: La lymphographie: Technique, indications et résultats (Conclusions portant sur 230 explorations). J. Radiol. Electrol. **42**, 281 (1961).

Nelson, J. H., J. G. Masterson, P. G. Herman and D. L. Benninghoff: Anatomy of the female pelvic and aortic systems demonstrated by lymphangiography. Amer. J. Obst. & Gynec. **88**, 460 (1964).

Ngu, V. A.: The lymphatic drainage of the leg and its implications. Clin. Rad. **15**, 197 (1964).

Nusbaum, M., S. Baum, R. C. Hedges and W. S. Blakemore: Roentgenographic and direct visualization of the thoracic duct. Arch. Surg. **88**, 105 (1964).

Olsson, O.: On hepatosplenography with Jodsol. Acta radiol. (Stockh.) **22**, 749 (1941).

Papillon, J., M. Dargent et J. L. Chassard: La Lymphographie au Lipiodol Ultra-Fluide en Cancérologie. J. de Radiol. **44**, 397 (1963).

Pellegrini, P., F. Margiotta, L. Ablerotanza et N. Di Cagno: Tentativi di Visualizzazione Radiologica dei Collettori Linfatici del Testicolo e delle Linfoghiandole Lomboaortiche. Gazz. Inter. Med. Chir. **63**, 1 (1957).

Perez-Tamyo, R., J. R. Thronbury and R. J. Atkinson: Second-look Lymphography. Amer. J. Roentgenol. **90**, 1078 (1963).

Picard, J. D.: La lymphographie en gynécologie. Ann. de chir. **16**, 1729 (1962).

—, et N. Arvay: Lymphographie par produit de contrast liposoluble. Opacification des voies abdominoaortiques et du canal thoracique. Presse méd. **69**, 144 (1961).

—, et G. Manlot: La lymphographie dans les cancers du testicule. Ann. Radiol. **5**, 565 (1962).

Pomerantz, M., and A. S. Ketcham: Lymphangiography and its Surgical Applications. Surgery **53**, 589 (1963).

Poirier, P.: Traité d'anatomie humaine, tome II, Masson, Paris, 1898.

Pressman, J. J., and M. B. Simon: Experimental evidence of direct communication between lymph nodes and veins. Surgery **113**, 537 (1961).

Prokopec, J., u. E. Kolinová: Die Lymphadenographie in der klinischen Praxis. Fortschr. Röntgenstr. **89**, 417 (1958).

—, V. Svab u. E. Kolinová: Lymphographie und Lymphadenographie in der klinischen Praxis. IX. Internationaler Congress für Radiologie in München 1959. Stuttgart: Thieme, 1961.

Pujol, H., et J. L. Lamarque: Ilio-cavographie et lymphographie dans la recherche des adenopathies retropéritonéales. Paris: Masson & Cie, 1964.

Ratti, A.: La radioterapia endolinfatica con J^{131}: primi resultati. Radiol. Clin. **31**, 220 (1962).

Reiffenstuhl, G.: Das Lymphsystem des weiblichen Genitale. München, Berlin, Wien: Urban & Schwarzenberg, 1957.

Robb-Smith, A. H. T.: Reticulosis and reticulosarcoma, a histological classification. J. Path. Bact. **47**, 457 (1938).

— The lymph node biopsy. London, 1947.

Rössle, R.: Versuch einer natürlichen Ordnung der Geschwülste. Dtsch. Med. Wschr. **75**, 7 (1950).

de Roo, T.: Techniek van de lymphografie. J. belge radiol. **46**, 462 (1963).

Rouvière, H.: Anatomie des lymphatiques de l'homme. Paris: Masson & Cie, 1932.

Rüttimann, A.: Venographie und Lymphographie. Schweiz. Med. Wschr. **92**, 849 (1962).

—, und M. S. Del Buono: Die Lymphographie mit öligem Kontrastmittel. Fortschr. Röntgenstr. **97**, 552 (1962).

— — Die Lymphographie. In: Ergebnisse der medizinischen Strahlenforschung, Neue Folge. Band I. Hrsg. Schinz–Glauner–Rüttimann. Stuttgart: Thieme, 1964.

— — u. U. Cocchi: Neue Fortschritte in der Lymphographie. Schweiz. med. Wschr. **91**, 1460 (1961).

RÜTTNER, J. R., u. C. MAIER: Zum Problem der Reticulose. Schweiz. med. Wschr. **90**, 1105 (1960).
RUSZNYAK, I., M. FÖLDI und G. SZABO: Physiologie und Pathologie des Lymphkreislaufes. Jena: Fischer, 1957.
SABISTON, D. C.: Fate of cells in passage through lymphatics and lymph nodes. Ann. Surg. **158**, 570 (1963).
SCHAFFER, B., R. J. GOULD, J. KOLC, M. SEMORADOVA, L. BUFKA u. K. KUTIL: Der Ductus thoracicus in der Röntgenkinematographie. Experimentalstudie. Fortschr. Röntgenstr. **93**, 723 (1961).
— —, S. WALLACE, L. JACKSON, M. JUKER, P. R. LEBERMANN and T. R. FETTER: Urologic applications of lymphangiography. J. Urol. (Baltimore) **87**, 91 (1962).
—, P. R. KOEHLER, C. R. DANIEL, G. I. WOHL, E. RIVERA, W. A. MEYERS and J. F. SKELLEY: A Critical Evaluation of Lymphangiography. Radiology **80**, 917 (1963).
—, J. KOLC u. F. ŽÁK: Zur Frage der Beschädigung der Lymphknoten durch Kontrastmittel bei der Lymphographie. Fortschr. Röntgenstr. **91**, 46 (1959).
— — — u. J. FISCHER: Veränderungen in den Lymphknoten im Bilde der funktionellen zweizeitigen Lymphographie. Fortschr. Röntgenstr. **91**, 34 (1959).
SEITZMANN, D. M., F. A. HALABY, P. FLANAGAN, R. WRIGHT and J. H. FREEMAN: Intralymphatic radioisotope therapy. Surg. Gynec. & Obstet. **118**, 52 (1964).
—, R. WRIGHT, F. A. HALABY and J. H. FREEMANN: Radioactive Lymphangiography as a therapeutic adjunct. Amer. J. Roentgenol. **89**, 140 (1963).
SERVELLE, M.: Pathology of the thoracic duct. J. cardiovasc. Surg. **14**, 702 (1963).
SHANBROM, E., and N. ZHEUTLIN: Radiographic studies of the lymphatic system. Arch. intern. Med. **104**, 589 (1959).
SHDANOW, D. A.: zit. in RUSZNYÁK, I., M. FÖLDI u. G. SZABÓ: Physiologie und Pathologie des Lymphkreislaufes. Jena: Fischer, 1957.
SHEEHAN, R., M. HRESHCHYSHYN, R. K. LIN and F. P. LESSMANN: The Use of Lymphography as a Diagnostic Method. Radiology **76**, 47 (1961).
STEINBACH, H. L., and W. B. HILL: Pantopaque pulmonary embolism during myelography. Radiiology **56**, 735 (1951).
STRÄULI, P.: Erreichte und erstrebte Ziele der Metastasenforschung. Oncologia (Basel) **15**, 123 (1962).
SWANSON, G. E.: Lymphangiography in chyluria. Radiology **81**, 473 (1963).
TAGLIAFERRO, A., L. DONINI, C. ROSSI e C. BOCCHALINI: Il circolo collaterale linfatico (Studio clinico-radiografico dopo linfoadenectomia). Minerva chir. **16**, 722 (1961).
THREEFOOT, S. A., W. T. KERST and H. A. HACHETT: Lymphaticovenous and lymphaticolymphatic communications demonstrated by plastic corrosion models of rats and by postmortem lymphangiography in man. J. Lab. Clin. Med. **61**, 9 (1963).
TJERNBERG, B.: Lymphography as an acid to examination of lymph nodes. Acta Soc. Med. upsalien. **61**, 207 (1956).
— Lymphographie. Technik und diagnostische Möglichkeiten bei Entzündung und Karzinommetastasen. (Eine experimentelle Untersuchung.) In: IXth internat. Congr. Radiol. 1959 in München, I. p. 404. Hrsg. B. Rajewsky. Stuttgart: Thieme, 1961.
— Lymphography. Acta Radiol. (Stockh.) Suppl. **214** (1962).
TODD, E. M., and W. J. GARDNER: Pantopaque intravasation embolism during myelography. J. Neurosurg. **14**, 230 (1957).
VIAMONTE, M., D. ALTMAN, R. PARKS, E. BLUM, M. BEVILAQUA and L. RECHER: Radiographic-Pathologic Correlation in the Interpretation of Lymphangioadenograms. Radiology **80**, 903 (1963).
—, M. B. MYERS, M. SOTO, N. M. KENYON and R. E. PARKS: Lymphography: its role in detection and therapeutic evaluation of carcinoma and neoplastic conditions of the genitourinary tract. J. Urol. (Baltimore) **87**, 85 (1962).
WALLACE, S.: Persönliche Mitteilung, 1963.
—, L. JACKSON, G. D. DODD and R. R. GREENING: Lymphatic dynamics in certain abnormal states. Amer. J. Roentgenol. **91**, 1187 (1964).
— —, and R. R. GREENING: Clinical applications of lymphography. Amer. J. Roentgenol. **88**, 97 (1962).
— —, B. SCHAFFER, J. GOULD, R. R. GREENING, A. WEISS and S. KRAMER: Lymphangiograms: their diagnostic and therapeutic potential. Radiology **76**, 179 (1961).
WALTHER, O.: Zur Frage der Embolie bei Hysterosalpingographie mit Lipiodol. Acta radiol. (Stockh.) **20**, 457 (1939).
WEISSLEDER, H.: Röntgenkinematographische Untersuchungen des Ductus thoracicus. Fortschr. Röntgenstr. **100**, 435 (1964).
—, u. P. OBRECHT: Diagnostische Probleme bei der Lymphangioadenographie. Fortschr. Röntgenstr. **100**, 81 (1964).

WELIN, S.: Lymphographie. In: IXth internat. Congr. Radiol. 1959, München, I, p. 378. Hrsg. B. Rajewski. Stuttgart: Thieme, 1961.

— and S. JOHANSSON: Lymphography. In: Handbuch der Medizinischen Radiologie. Hrsg. Olsson, Strnad, Vieten, Zuppinger. Berlin-Göttingen-Heidelberg: Springer (in print).

WELLAUER, J., M. S. DEL BUONO und A. RÜTTIMANN: Die Lymphographie als neues Ermittlungsverfahren des Metastasenstatus im TMN-System. Strahlentherapie **120**, 631 (1963).

WIDDICOMBE, J. G., R. HUGHES and A. J. MAY: The efficiency of filtration by the popliteal lymph node of the rabbit. Brit. J. exp. Path. **36**, 473 (1955).

YOFFEY, J. M., and F. C. COURTICE: Lymphatics, Lymph and Lymphoid Tissue. Cambridge, Mss. Harvard Univ. Press. 2d ed., 1956.

ZACHARIAE, F.: Venous and lymphatic intravasation in hysterosalpingography. Acta obst. & gynec. scandinav. **34**, 131 (1955).

ZEIDMAN, I., and J. M. BUSS: Experimental studies on the spread of cancer in the lymphatic system. I. Effectivness of the lymph node as a barrier to the passage of embolic tumor cells. Cancer Res. **14**, 403 (1954).

ZHEUTLIN, N., and E. SHANBROM: Contrast visualization of lymph nodes. Radiology **71**, 702 (1958).

Sachverzeichnis